의역문답 2

— 육경(六經) · 경맥(經脈) —

한의학박사 김홍기 · 신민규 지음

집문당

머리말

한의학의 최고 원전(原典)인 『황제내경(黃帝內經)』에는 역(易)에 대한 내용이 많이 있고, 『의학입문』의 선천도설에도 "學易而後에 可以言醫"라는 말이 있습니다. 이는 한의학을 연구하기 위해서 역학(易學)이 반드시 필요함을 표명한 것입니다.

저자들은 역리(易理)를 통하여 음양론(陰陽論)을 이해하고, 인체의 생리(生理)·병리(病理)와 치료의 대강(大綱)이 모두 역리(易理)에 있음을 알게 되었습니다.

그동안 저자들은 각자 대학 강의에서 음양론의 기초가 되는 역리(易理)의 중요성을 강조하였으며, 그 과정에서 의역(醫易)에 관한 교재를 출판할 결심을 했습니다. 그래서 의역(醫易)의 기초가 되는 내용을 『의역문답(醫易問答)』으로 출간한 바 있고, 다시 의역(醫易)의 응용편으로 육경(六經)과 경맥(經脈)의 역리(易理)를 문답(問答)형식으로 출간하게 되었습니다.

이 책을 통하여 역리(易理)를 바탕으로 한의학의 중심 이론인 육경(六經)과 경맥(經脈)을 이해하는 데 조금이나마 도움이 되었으면 하는 바람입니다.

이 책의 출판에 많은 협조를 한 한의사 이은수 원장님과 이기훈 원장님에게 고마움을 전합니다.

2007년 봄 저자 識

차 례

제2부 경맥편(經脈編)

제1장 십이정경(十二 正經) … 123

제 1 부

육경편(六經編)

제 1 장 육경(六經)

제 1 절 오행(五行)의 변화(變化)

1. 천간오행(天干五行)

『황제내경(黃帝內經)』의 운기편(運氣篇)에 나오는 천간(天干)의 오행(五行)에 대하여 알고 싶습니다.

천간(天干)은 선천(先天)인 하도(河圖)에 근거하여 발생하고, 땅[地]의 오방(五方) 기운이 하늘[天]로 상승하여 형성된 기운을 표시한 것입니다. 천간(天干)은 1년의 한열(寒熱) 기운을 10등분(等分)한 것으로 볼 수 있고, 하도(河圖)의 중앙에 토(土), 동방에 목(木), 남방에 화(火), 서방에 금(金), 북방에 수(水)를 배열하였습니다.

천 간 (天干)	갑 (甲)	을 (乙)	병 (丙)	정 (丁)	무 (戊)	기 (己)	경 (庚)	신 (辛)	임 (壬)	계 (癸)
오 행 (五行)	양목 (陽木)	음목 (陰木)	양화 (陽火)	음화 (陰火)	양토 (陽土)	음토 (陰土)	양금 (陽金)	음금 (陰金)	양수 (陽水)	음수 (陰水)
장 부 (臟腑)	담 (膽)	간 (肝)	소장 (小腸)	심 (心)	위 (胃)	비 (脾)	대장 (大腸)	폐 (肺)	방광 (膀胱)	신 (腎)
방 위	동	동	남	남	중앙	중앙	서	서	북	북
수	3	8	7	2	5	10	9	4	1	6

〈천간(天干)의 배속〉

2. 천간(天干) 화기오행(化氣五行)

천간(天干)의 화기오행(化氣五行)을 어떻게 이해하여야 합니까?

천 간 (天干)	갑 (甲)	을 (乙)	병 (丙)	정 (丁)	무 (戊)	기 (己)	경 (庚)	신 (辛)	임 (壬)	계 (癸)
차서수(次序數)	1	2	3	4	5	6	7	8	9	10

〈천간(天干) 차서수(次序數)〉

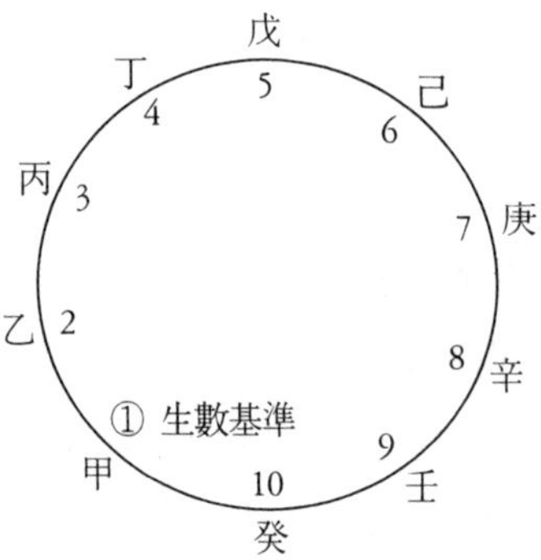

〈천간(天干) : 생수(生數) 기준〉

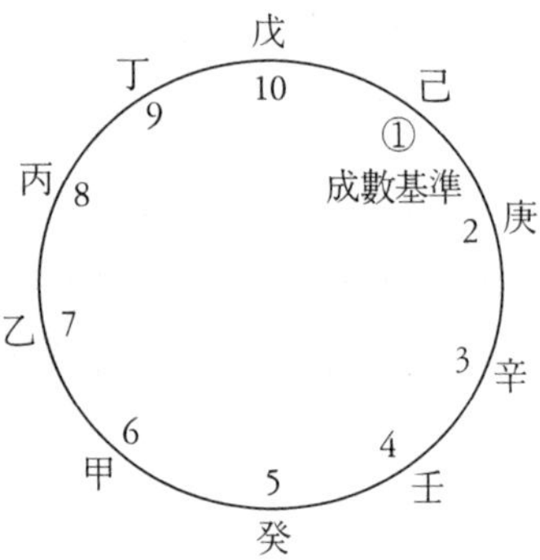

〈천간(天干) : 성수(成數) 기준〉

천간화합 (天干化合)	수화합 (數化合)	합 수 (合數)	오 행 (五行)	화기오행(化氣五行)
갑기(甲己)	1+6	7	토(土)	갑기화토(甲己化土)
을경(乙庚)	2+7	9	금(金)	을경화금(乙庚化金)
병신(丙辛)	3+8	11	수(水)	병신화수(丙辛化水)
정임(丁壬)	4+9	13	목(木)	정임화목(丁壬化木)
무계(戊癸)	5+10	15	화(火)	무계화화(戊癸化火)

〈천간(天干) 화기오행(化氣五行)〉

천간(天干)의 상합(相合)에서 차서수(次序數)의 수(數)를 합(合)하여 갑기(甲己)가 상합(相合)하면 1+6으로 7화(火)가 되고, 을경(乙庚)이 상합(相合)하면 2+7로 9금(金)이 되며, 병신(丙辛)이 상합(相合)하면 3+8로 11의 수(水)가 되고, 정임(丁壬)이 상합(相合)하면 4+9로 13목(木)이 되며, 무계(戊癸)가 상합(相合)하면 5+10으로 15의 토(土)가 됩니다.

그러나 갑기(甲己)의 7화(火)가 토(土)가 되고, 무계(戊癸)의 15토(土)가 화(火)가 되는 이유는 다음과 같습니다.

【갑기화토(甲己化土)가 되는 이유】

갑(甲) 1에서 무(戊) 5까지는 선천수(先天數)로 수(數)의 체(體)가 되고, 갑(甲)은 생수(生數)가 시작하는 수(數)이므로 생수(生數)의 기준이 됩니다.

기(己) 6에서 계(癸) 10까지는 후천수(後天數)로 수(數)의 용(用)이 되고, 기(己)는 성수(成數)가 시작하는 수(數)이므로 성수(成數)의 기준이 됩니다.

그리고 1은 오행(五行)을 생성하는 첫 수(數)이고, 6은 오행(五行)이 완성되는 첫 수(數)입니다. 갑(甲) 1과 기(己) 6이 화합(化合)하면 7화(火)가 됩니다.

그러나 갑(甲)과 기(己)는 천간(天干)을 오행(五行)으로 나누는 기준이므로 갑(甲)도 1의 태극수(太極數)로 보고 기(己)도 1의 태극수(太極數)로 보아 갑(甲) 1과 기(己) 1이 화합(化合)하면 2화(火)가 되어 화(火)의 근본이 토(土)에 있음을 표명하고, 화(火)와 토(土)는 동포(同胞)이므로 갑기(甲己)는 화화(化火)가 되지 않고 화토(化土)가 되는 것입니다.

【무계화화(戊癸化火)가 되는 이유】

무(戊) 5는 선천수(先天數)의 마지막 수(數)로 생수(生數)를 완성하는 의미를 갖고 있고, 계(癸) 10은 후천수(後天數)의 마지막 수(數)로 성수(成數)를 완성하는 의미를 갖고 있어서 무계(戊癸)는 생수(生數)와 성수(成數)를 완성하는 의미를 갖게 됩니다.

그리고 무(戊) 5와 계(癸) 10이 화합(化合)하면 15의 토(土)가 되지만, 천간오행(天干五行)의 기준이 되는 갑기(甲己)가 화토(火土)하여 오행(五行)이 토(土)에서 생성되는 것을 표명하였습니다.

그러므로 무계(戊癸)의 화토(火土)에서 무(戊)와 계(癸)는 천간(天干)을 완성하는 기준이므로 무(戊)도 1의 태극수(太極數)로 보고, 계(癸)도 1의 태극수(太極數)로 보아 무(戊) 1과 계(癸) 1이 화합(化合)하면 2화(火)가 되어 토(土) 속에 화(火)가 내장되고, 화(火)와 토(土)는 동포(同胞)이므로 무계(戊癸)는 화화(化火)가 되는 것입니다.

3. 지지오행(地支五行)

지지(地支)의 오행(五行)은 어떻게 형성된 것입니까?

지지(地支)는 후천(後天)인 낙서(洛書)에 근거하여 발생하고, 하늘[天]의 12성진(星辰) 기운이 땅[地]으로 하강하여 형성된 기운을 표시한 것입니다.

지지(地支)는 1년의 한열(寒熱) 기운을 12등분(等分)한 것으로 볼 수 있습니다. 12개월 기운을 춘하추동(春夏秋冬)의 한열온량(寒熱溫凉)으로 나누어 동방(東方)에 목(木)・남방(南方)에 화(火)・서방(西方)에 금(金)・북방(北方)에 수(水)를 배속하고, 사간방(四間方)에 축(丑)・진(辰)・미(未)・술(戌)의 토(土)를 배열하여 토(土)가 지지오행(地支五行) 변화의 근본임을 나타낸 것입니다.

지지(地支)	자(子)	축(丑)	인(寅)	묘(卯)	진(辰)	사(巳)	오(午)	미(未)	신(申)	유(酉)	술(戌)	해(亥)
오행(五行)	양수(陽水)	음토(陰土)	양목(陽木)	음목(陰木)	양토(陽土)	음화(陰火)	양화(陽火)	음토(陰土)	양금(陽金)	음금(陰金)	양토(陽土)	음수(陰水)
장부(臟腑)	방광(膀胱)	비(脾)	담(膽)	간(肝)	위(胃)	심(心)	소장(小腸)	비(脾)	대장(大腸)	폐(肺)	위(胃)	신(腎)
경맥(經脈)	담(膽)	간(肝)	폐(肺)	대장(大腸)	위(胃)	비(脾)	심(心)	소장(小腸)	방광(膀胱)	신(腎)	심포(心包)	삼초(三焦)
방위	북	중앙	동	동	중앙	남	남	중앙	서	서	중앙	북
수(數)	1	10	3	8	5	2	7	10	9	4	5	6
월(月)	11	12	1	2	3	4	5	6	7	8	9	10

〈지지(地支)의 배속〉

4. 지지(地支) 상충오행(相沖五行)

지지(地支)의 상충오행(相沖五行)은 어떻게 이해하여야 합니까?

지지(地支)의 상충(相沖)에서 자오(子午)가 상합(相合)하면 1+7로 8목(木)이 되고, 축미(丑未)가 상합(相合)하면 2+8로 10토(土)

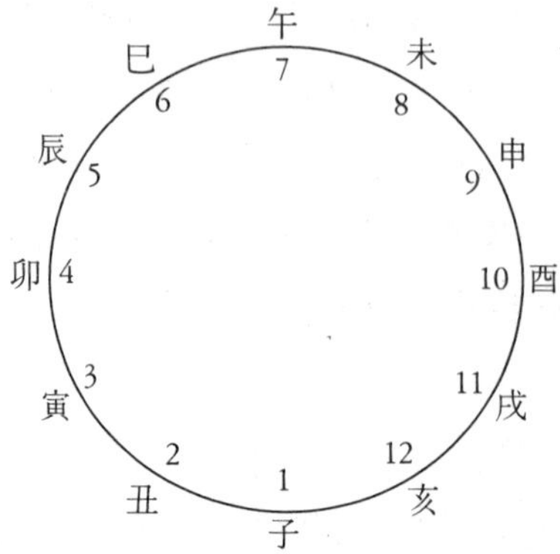

子午	=	1+7	=	8	少陰君火
丑未	=	2+8	=	10	太陰濕土
寅申	=	3+9	=	12	少陽相火
卯酉	=	4+10	=	14	陽明燥金
辰戌	=	5+11	=	16	太陽寒水
巳亥	=	6+12	=	18	厥陰風木

〈지지(地支) 상충오행(相沖五行)〉

가 되며, 인신(寅申)이 상합(相合)하면 3+9로 12의 화(火)가 되고, 묘유(卯酉)가 상합(相合)하면 4+10으로 14의 금(金)이 되며, 진술(辰戌)이 상합(相合)하면 5+11로 16의 수(水)가 되고, 사해(巳亥)가 상합(相合)하면 6+12로 18의 목(木)이 됩니다.

지지(地支)에서 자(子) 1과 오(午) 7이 상합(相合)하면 8목(木)이 되는데 동지(冬至)가 있는 자월(子月)에는 일양(一陽)이 생(生)하므로 자월(子月)은 양(陽)이 생(生)하는 기준이 되고, 하지(夏至)가 있는 오월(午月)에는 일음(一陰)이 생(生)하므로 오월(午月)은 음(陰)이 생(生)하는 기준이 됩니다.

자(子) 1에서 사(巳) 6까지는 양(陽)이 생(生)하여 상승하는 시기이고, 오(午) 7에서 해(亥) 12까지는 음(陰)이 생(生)하여 하강하는 시기가 됩니다. 그러므로 자(子)도 1의 태극수(太極數)로 보고, 오(午)도 1의 태극수(太極數)로 보아 자(子) 1과 오(午) 1이 상합(相合)하면 2화(火)가 되므로 자오(子午)는 소음(少陰)의 군화(君火)가 됩니다.

지지(地支)에서 음양(陰陽)의 오행(五行)이 각자의 위치에 있으면서 사시(四時)의 오행(五行) 변화를 이루기 위해서는 항상 토기(土氣)가 중요한 역할을 하게 됩니다. 목(木)에서 화(火)로 갈 때는 진토(辰土)가 작용하고, 화(火)에서 금(金)으로 갈 때는 미토(未土)가 작용하며, 금(金)에서 수(水)로 갈 때는 술토(戌土)가 작용하고, 수(水)에서 목(木)으로 갈 때는 축토(丑土)가 작용합니다.

오행(五行)의 기운이 변화를 일으키게 작용하는 것 중에서 토(土) 속에 내장(內藏)되어 있는 화(火)의 기운과 수(水)의 기운이 가장 중요한 역할을 합니다. 그러므로 포태법(胞胎法)에서 화토(火土)가 동포(同胞)하고 수토(水土)가 동포(同胞)하는 것을 표현하였고, 천(天)이 지(地)를 생(生)하여 토(土)에서 수화(水火)의 작용으로 만물이 생(生)하는 이치를 나타내게 하였습니다.

따라서 지지(地支)의 상충오행(相沖五行)은 육경(六經)의 오행(五行)을 만들고 운기학(運氣學)에 응용되는 중요한 오행(五行)입니다.

5. 삼합오행(三合五行)의 생성(生成)

삼합오행(三合五行)을 어떤 의미가 내포된 형태라고 말할 수 있습니까?

삼합오행(三合五行)은 12지지(地支) 중에서 3개의 지지(地支)가 합하여 만들어지는 오행(五行)으로 입체적인 오행(五行)의 의미를 가지고 있습니다. 즉, 삼합오행(三合五行)은 춘하추동(春夏秋冬)의 변화로 생성되는 목기(木氣), 화기(火氣), 금기(金氣), 수기(水氣)가 생(生)하여 왕성(旺盛)하고 쇠퇴(衰退)되는 시기를 표현한 것입니다. 여기에는 진술축미(辰戌丑未)의 토(土)가 한 개씩 들어가서 금·목·수·화(金·木·水·火)의 기운이 생기게 됩니다.

삼합오행(三合五行)은 오행(五行)의 생멸(生滅)을 나타내는 도형(圖形)으로 삼음삼양(三陰三陽)의 근본이 되고, 생성(生成) 근원은 포태법(胞胎法)의 생(生), 왕(旺), 장(葬)의 3단계를 기준으로 하며, 장(葬)은 모두 토(土)에서 이루어지게 됩니다.

삼합오행(三合五行)은 모두 토(土)인 진술축미(辰戌丑未)에서 장(葬)하여 끝나는데, 장(葬)에는 절처봉생(絶處逢生)하는 뜻이 있어 끊어진 곳은 다음의 기운으로 이어져 끊임없이 순환하는 기초가 되는 것을 나타내고 있습니다.

포태법(胞胎法)은 오행(五行) 기운의 생멸(生滅) 과정을 말한 것이고, 삼합오행(三合五行)은 이런 오행(五行)의 생멸(生滅) 과정에서 생왕장(生旺葬)을 삼합(三合)하여 만든 것이며, 오행(五行)의 12양생법(養生法)을 세 마디로 줄여 표현한 것입니다.

6. 수(水)의 삼합오행(三合五行)

수(水)의 삼합오행(三合五行)을 어떻게 이해하면 좋겠습니까?

수(水)는 감괘(坎卦)에 속하고, 감괘(坎卦)의 천간납갑(天干納甲)

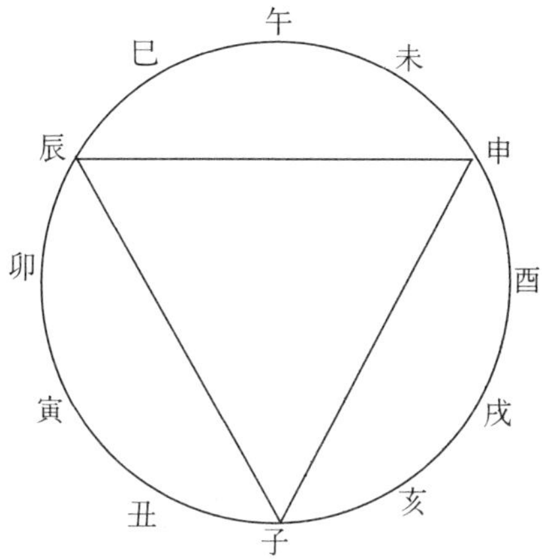

〈신자진(申子辰) → 수국(水局)〉

이 무토(戊土)이므로 수(水)는 양토(陽土)와 동포(同胞)하며 사(巳)에서 포(胞)가 됩니다.

12양생법(養生法)에서 생(生)·왕(旺)·장(葬)을 삼합(三合)하면 수(水)의 생(生)은 신(申), 왕(旺)은 자(子), 장(葬)은 진(辰)이 되므로 신자진(申子辰)은 수국(水局)이 됩니다.

1년 중 수(水)의 기운은 신월(申月)에 생(生)하고, 자월(子月)에 왕성(旺盛)하며, 진월(辰月)에 없어지므로 신자진(申子辰)이 수(水)의 일생(一生)을 나타냅니다.

7. 화(火)의 삼합오행(三合五行)

화(火)의 삼합오행(三合五行)을 어떻게 이해하면 좋겠습니까?

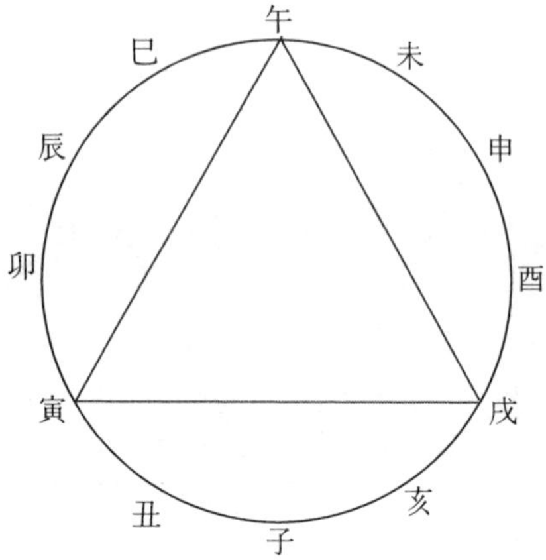

〈인오술(寅午戌) → 화국(火局)〉

화(火)는 이괘(離卦)에 속하고, 이괘(離卦)의 천간납갑(天干納甲)이 기토(己土)이므로 화(火)는 음토(陰土)와 동포(同胞)하며 해(亥)에서 포(胞)가 됩니다.

12양생법(養生法)에서 생(生) · 왕(旺) · 장(葬)을 삼합(三合)하면 화(火)의 생(生)은 인(寅), 왕(旺)은 오(午), 장(葬)은 술(戌)이 되므로 인오술(寅午戌)은 화국(火局)이 됩니다.

1년 중 화(火)의 기운은 인월(寅月)에 생(生)하고, 오월(午月)에 왕성(旺盛)하며, 술월(戌月)에 없어지므로 인오술(寅午戌)이 화(火)의 일생을 나타냅니다.

8. 목(木)의 삼합오행(三合五行)

목(木)의 삼합오행(三合五行)을 어떻게 이해하면 좋겠습니까?

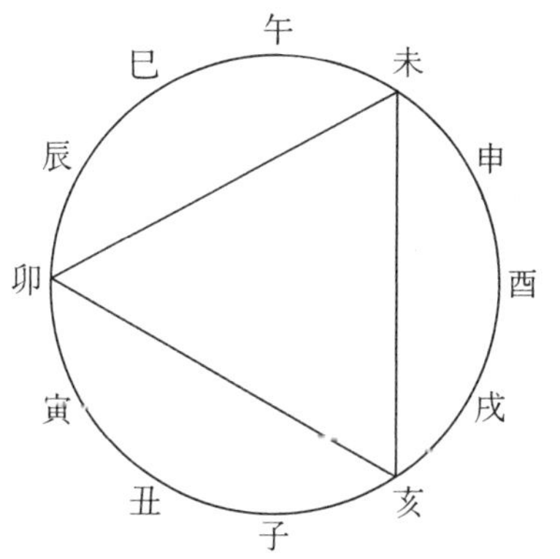

〈해묘미(亥卯未) → 목국(木局)〉

목(木)은 진괘(震卦)에 속하고, 진괘(震卦)의 천간납갑(天干納甲)은 경금(庚金)이므로 목(木)의 근본은 금(金)에 있어 신(申)에서 포(胞)가 됩니다.

12양생법(養生法)에서 생(生)·왕(旺)·장(葬)을 삼합(三合)하면 목(木)의 생(生)은 해(亥), 왕(旺)은 묘(卯), 장(葬)은 미(未)가 되므로 해묘미(亥卯未)는 목국(木局)이 됩니다.

1년 중 목(木)의 기운은 해월(亥月)에 생(生)하고, 묘월(卯月)에 왕성(旺盛)하며, 미월(未月)에 없어지므로 해묘미(亥卯未)가 목(木)의 일생을 나타냅니다.

9. 금(金)의 삼합오행(三合五行)

금(金)의 삼합오행(三合五行)을 어떻게 이해하면 좋겠습니까?

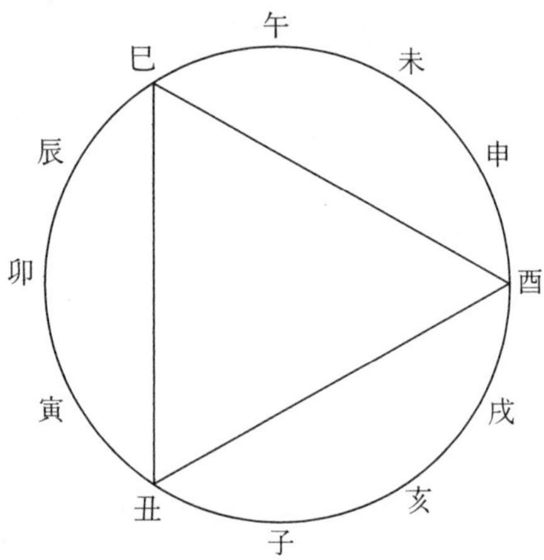

〈사유축(巳酉丑) → 금국(金局)〉

금(金)은 건괘(乾卦)에 속하고, 건괘(乾卦)의 천간납갑(天干納甲)은 갑목(甲木)이므로 금(金)의 근본은 목(木)에 있어 인(寅)에서 포(胞)가 됩니다.

12양생법(養生法)에서 생(生)·왕(旺)·장(葬)을 삼합(三合)하면 금(金)의 생(生)은 사(巳), 왕(旺)은 유(酉), 장(葬)은 축(丑)이 되므로 사유축(巳酉丑)은 금국(金局)이 됩니다.

1년 중 금(金)의 기운은 사월(巳月)에 생(生)하고, 유월(酉月)에 왕성(旺盛)하며, 축월(丑月)에 없어지므로 사유축(巳酉丑)이 금(金)의 일생을 나타냅니다.

제2절 음양(陰陽)과 육경(六經)

1. 자연(自然)의 한열(寒熱) 관찰

육기(六氣)를 기후(氣候)의 변화(變化)라고 말할 수 있습니까?

1년의 기후는 봄에 따뜻해지고, 여름이 되면 더워지며, 가을에 서늘해지고, 겨울이 되면 다시 추워지는 한열(寒熱)의 변화가 나타나게 됩니다. 그리고 하루의 기후도 아침에 해가 동쪽에서 떠오르면 온기(溫氣)가 나타나고, 정오(正午)에 해가 중천(中天)에 오르면 열기(熱氣)가 생기며, 저녁에 해가 서쪽으로 져서 석양(夕陽)이 지면 서늘한 양기(凉氣)가 나타나고, 해가 없는 밤중이 되면 한기(寒氣)가 생기는 등의 한열(寒熱) 변화가 나타나게 됩니다.

1년의 기후를 크게 보면 한열(寒熱)로 나눌 수 있지만, 한열(寒熱)을 다시 나누면 열(熱)은 온(溫)과 열(熱)로, 한(寒)은 양(凉)과 한(寒)으로 이루어집니다. 그러므로 1년의 기후를 온(溫)·열(熱)·양(凉)·한(寒)으로 나눌 수 있습니다.

온(溫)·열(熱)·양(凉)·한(寒)은 1년 사시(四時)의 대표적인 기후로 춘온(春溫)·하열(夏熱)·추량(秋凉)·동한(冬寒)이 됩니다.

봄에는 기후가 온(溫)하여 24번(番)의 풍(風)이 동(動)하고, 여름에는 기후가 서열(暑熱)하여 화기(火氣)가 성(盛)하며, 장마철에는 비가 많이 내려 습기(濕氣)가 성(盛)하고, 가을에는 기후가 양(凉)하여 조기(燥氣)가 성(盛)하며, 겨울에는 기후가 한(寒)하여 한기(寒氣)가 성(盛)하게 됩니다.

1년의 한열(寒熱) 변화를 6등분(等分)한 봄의 풍기(風氣), 여름의 서기(暑氣)와 화기(火氣), 장마철의 습기(濕氣), 가을의 조기(燥氣), 겨울의 한기(寒氣)로 육기(六氣)를 제정하였고, 육기(六氣)는 1년의 기후 변화를 나타내게 됩니다.

2. 인신(人身)의 음양(陰陽) 관찰

인신(人身)의 기능과 활동을 음양(陰陽)으로 이해할 수 있습니까?

인신(人身)의 생명 활동에서 공기를 들이마시고 내쉬는 호흡작용과 음식을 먹고 찌꺼기를 배설하는 소화작용을 모두 상대적인 음양(陰陽)으로 이해할 수 있습니다. 오장(五臟)과 육부(六腑)도 음양(陰陽)의 관계를 유지하고 있으므로 한의학(韓醫學)을 전공하는 사람은 자기 자신을 음양(陰陽)으로 관찰하는 사고를 가져야 한다고 봅니다.

눈과 입의 개폐(開閉) 작용도 음양(陰陽)으로 이해할 수 있고, 음식물이 통과하는 식도(食道)·위(胃)·소장(小腸)·대장(大腸)이

좁아졌다 넓어졌다 하는 모양도 음양(陰陽)으로 이해할 수 있습니다. 호흡작용과 소화작용을 통하여 생성된 기혈(氣血)의 순환으로 생명 현상을 유지하게 되는 것도 음양(陰陽)의 작용으로 이루어지는 것입니다.

한서(寒暑)의 변화를 대중소(大中小)로 나누어 제정한 육경(六經)으로 육기(六氣)의 작용을 이해하였고, 인신(人身)의 음양(陰陽) 변화를 대중소(大中小)로 나누어 제정한 육경(六經)으로 기혈(氣血)의 활동을 이해할 수 있습니다.

3. 음양(陰陽)의 분화(分化)와 삼음삼양(三陰三陽)

음양(陰陽)이 삼음삼양(三陰三陽)으로 세분되는 것은 무슨 이치입니까?

낮에는 물체를 볼 수 있고, 밤에는 물체를 볼 수 없지만 하늘에서 달과 별을 볼 수 있습니다. 낮에 태양이 뜨면 따뜻해지고, 밤에 태양이 지면 차게 되는데, 이는 하늘에 일월(日月)이 있으므로 한서(寒暑)의 변화가 생긴 것이고, 한서(寒暑)가 변화함으로써 음양(陰陽)이 생기는 것입니다.

그러므로 음양(陰陽)이 생성되는 근본은 하늘의 해(日)와 달(月)에 있는데, 일월(日月)의 운동에 의하여 음양(陰陽)의 작용이 한서(寒暑)를 만들면 기후의 변화가 생겨 땅에 있는 만물에 영향을 미치게 됩니다.

하늘과 땅[天地] 사이에 수화(水火)의 작용이 있는데 낮은 양(陽)이 되고 밤은 음(陰)이 되므로, 음(陰)은 한(寒)하여 수(水)에 속하고 양(陽)은 열(熱)하여 화(火)에 속하게 됩니다.

1년의 기후를 한열(寒熱 ; 寒暑)과 음양(陰陽)으로 나누면 봄과 여름은 열(熱)하여 양(陽)에 속하고, 가을과 겨울은 한(寒)하여 음(陰)에 속합니다. 그런데 자연의 이치가 시작과 끝 사이에 중간이 있게 마련인 것같이 양(陽)에도 대중소(大中小)가 있고 음(陰)에도 대중소(大中小)가 있어 음(陰)을 삼음(三陰)으로 나누고 양(陽)을 삼양(三陽)으로 나누어 삼음삼양(三陰三陽)을 제정할 수 있습니다.

생(生)과 멸(滅)이 있으면 중간에 왕성할 때가 있으며, 시작과 끝을 말하기 위해서는 중간이 필요하고, 중간을 알면 시작과 끝을 미루어 짐작할 수 있습니다. 이와 같이 어떤 현상이나 사물을 비교하고 이해하는 안정적인 방법으로 대(大)・중(中)・소(小)를 이용할 수 있고 이를 통해 전체를 설명할 수 있습니다.

1년 12개월의 기운을 찬 기운과 더운 기운으로 나눌 수 있는데, 찬 기운을 다시 대중소(大中小)로 나누면 양(凉)－대량(大凉) 또는 소한(小寒)－한(寒)이 되며, 더운 기운을 대중소(大中小)로 나누면 온(溫)－대온(大溫) 또는 소열(小熱)－열(熱)이 됩니다. 그러므로 한열(寒熱)의 변화를 나타내기 위해 한(寒)을 3등분하여 삼음(三陰)을 제정할 수 있고, 열(熱)을 3등분하여 삼양(三陽)을 제정할 수 있습니다.

4. 육기(六氣)의 변화와 지지(地支)의 상통(相通)

육기(六氣)의 변화는 지지(地支)의 상통(相通)과 어떤 관계가 있습니까?

지지(地支)의 기운이 상통하는 경로(經路)는 지지(地支)가 상대(相對)하고 있는 자오(子午) · 축미(丑未) · 인신(寅申) · 묘유(卯酉) · 진술(辰戌) · 사해(巳亥)의 여섯 개가 있습니다.

【자오(子午)의 상충(相沖)】

자오(子·午)는 천지(天地)의 거점으로 자월(子月)에는 일양(一陽)

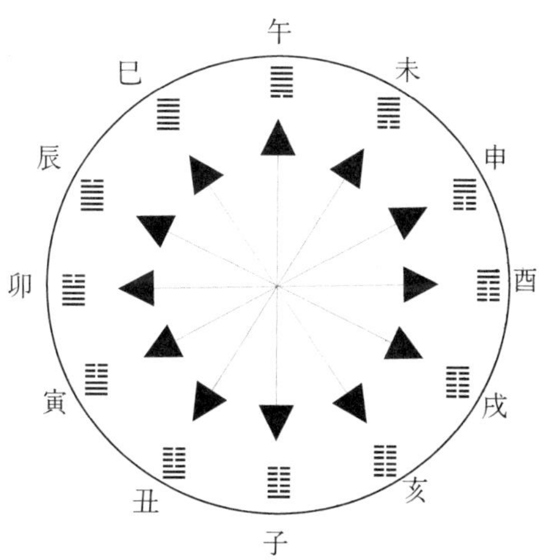

〈육경(六經)과 지지(地支)의 역리(易理)〉

이 생기는 동지(冬至)가 있고, 오월(午月)에는 일음(一陰)이 생기는 하지(夏至)가 있습니다. 그러므로 자오(子午)의 경로(經路)는 일양(一陽)과 일음(一陰)이 생기는 기준이 됩니다.

【축미(丑未)의 상충(相沖)】

축미(丑未)의 음토(陰土)는 땅을 상징하여 오행(五行)의 기운을 수용하고 있으며, 축월(丑月)에는 양기(陽氣)가 두 번 상승하지만 찬 기운이 성(盛)하여 한습(寒濕)이 많은 달이고, 미월(未月)에는 음기(陰氣)가 두 번 하강하지만 더운 기운이 성(盛)하여 습열(濕熱)이 많은 달입니다. 그러므로 축미(丑未)의 경로(經路)는 한습(寒濕)과 습열(濕熱)의 기준이 됩니다.

【인신(寅申)의 상충(相沖)】

인신(寅申)은 음양(陰陽)이 동(動)하는 기점으로 인월(寅月)에는 양기(陽氣)가 세 번 상승하여 먼 산의 얼음이 녹아 개천에 물이 흐르기 시작하여 온기(溫氣)가 동(動)하고, 신월(申月)에는 음기(陰氣)가 세 번 하강하여 물의 흐름이 줄어들어 양기(凉氣)와 조기(燥氣)가 성(盛)하게 됩니다. 그러므로 인신(寅申)의 경로(經路)는 온기(溫氣)와 서늘한 양기(凉氣)가 생기는 기준이 됩니다. 인월(寅月)과 신월(申月)을 기준으로 육경(六經)의 기혈다소(氣血多少)를 배정한 것도 한열(寒熱)의 변화에 따라 하천 물에 다소(多少)가 생기는 것과 같은 이치인 것입니다.

【묘유(卯酉)의 상충(相沖)】

묘유(卯酉)는 음양(陰陽)의 분기점으로 묘월(卯月)에는 양기(陽

氣)가 네 번 지상(地上)으로 흠뻑 올라와서 따뜻한 기운이 생기는 때이고, 유월(酉月)은 음기(陰氣)가 네 번 하강하여 서늘한 기운이 생기는 때입니다. 그러므로 묘유(卯酉)의 경로(經路)는 온기(溫氣)와 서늘한 양기(凉氣)가 생기는 기준이 됩니다.

【진술(辰戌)의 상충(相沖)】

진술(辰戌)의 양토(陽土)는 산(山)을 상징하여 오행(五行)의 기운을 수용하고 있으며, 진월(辰月)에는 양기(陽氣)가 다섯 번 상승하여 온기(溫氣)가 극성(極盛)하고, 술월(戌月)에는 음기(陰氣)가 다섯 번 하강하여 서늘한 양기(凉氣)가 극성(極盛)하게 됩니다. 그러므로 진술(辰戌)의 경로(經路)는 온기(溫氣)와 서늘한 양기(凉氣)가 극성(極盛)하는 기준이 됩니다.

【사해(巳亥)의 상충(相沖)】

사해(巳亥)는 음양(陰陽)의 변화가 극점(極點)에 도달하는 시기로 사월(巳月)은 양기(陽氣)가 여섯 번 상승하므로 순양무음(純陽無陰)의 시기가 되어 강수량(江水量)이 많아지고, 해월(亥月)은 음기(陰氣)가 여섯 번 하강하므로 순음무양(純陰無陽)의 시기가 되어 강수량(江水量)이 많이 줄어드는 달입니다. 그러므로 사해(巳亥)의 경로는 음기(陰氣)와 양기(陽氣)가 극점에 도달하는 기준이 됩니다.

5. 육기(六氣)와 육경(六經)

육기(六氣)는 육경(六經)과 어떤 관계가 있습니까?

천지(天地)가 동(動)해서 생기는 육기(六氣)에 의해 만물은 생(生)·장(長)·화(化)·수(收)·장(藏)하므로 육기(六氣)가 만물에 영향을 미치는 경로(經路)를 설정하여 육경(六經)을 제정하였다고 볼 수 있습니다. 육경(六經)은 용기(容器)에 해당하고, 육기(六氣)는 용기(容器)에 담겨진 기운(氣運)이므로 육경(六經)과 육기(六氣)는 같이 동(動)하게 됩니다.

12지지(地支)는 1년의 한열(寒熱)을 12등분한 것이고, 지지(地支)를 셋씩 나누면 춘하추동(春夏秋冬)의 한열온량(寒熱溫凉)으로 나누어지며, 지지(地支)의 배열에서 상대하고 있는 지지(地支)를 상합(相合)하면 여섯 개의 경로(經路)가 생기고, 여섯은 육기(六氣)와 육경(六經)의 '육(六)'과 동일한 의미를 갖고 있습니다.

하늘[天]이 동(動)하여 생긴 것이 육기(六氣)이고 육기(六氣)가 땅[地]의 만물에 영향을 미치는 경로(經路)를 나타낸 것이 육경(六經)이므로, 육기(六氣)와 육경(六經)을 지지(地支)의 성질로 설명할 수 있는 것입니다.

6. 육경(六經)과 지지(地支)

육경(六經)과 지지(地支)의 상충(相沖)은 어떤 연관성이 있습니까?

子 1	丑 2	寅 3	卯 4	辰 5	巳 6	양기 상승 기준 (陽氣 上升 基準)
午 7	未 8	申 9	酉 10	戌 11	亥 12	
午 1	未 2	申 3	酉 4	戌 5	亥 6	음기 하강 기준 (陰氣 下降 基準)
子 7	丑 8	寅 9	卯 10	辰 11	巳 12	
君火	濕土	相火	燥金	寒水	風木	육기(六氣)

〈지지(地支)의 차서(次序)〉

【지지(地支)의 차서(次序)】

자오(子午)는 음양(陰陽)이 시작되는 기준이므로 양(陽)의 시작인 자(子)에 1을 붙이고 나머지도 순서대로 붙여 나가면 축(丑)은 2, 인(寅)은 3, 묘(卯)는 4, 진(辰)은 5, 사(巳)는 6, 오(午)는 7, 미(未)는 8, 신(申)은 9, 유(酉)는 10, 술(戌)은 11, 해(亥)는 12가 됩니다.

그리고 음(陰)의 시작인 오(午)에 1을 붙이고 나머지도 순서대로 붙여 나가면 미(未)는 2, 신(申)은 3, 유(酉)는 4, 술(戌)은 5, 해(亥)는 6, 자(子)는 7, 축(丑)은 8, 인(寅)은 9, 묘(卯)는 10, 진(辰)은 11, 사(巳)는 12가 됩니다.

지지(地支)는 1년의 한열(寒熱) 변화를 12등분한 것이므로 1에서 6까지는 양(陽)이 성장하는 시기가 되고, 7에서 12까지는 음(陰)의 세력이 커지는 시기가 됩니다. 지지(地支)에서 양(陽)이 생(生)하는 시기와 음(陰)이 생(生)하는 시기가 상충(相沖)하면 여섯 종류의 음양(陰陽) 통로가 생성되어 육경(六經)이 성립되는 것입니다.

그러므로 육경(六經)은 1년의 한열(寒熱) 변화를 6등분하여 제정한 것으로 지지(地支)의 차서(次序) 1에서 6에 해당하는 자축인묘진사(子丑寅卯辰巳)의 달[月]을 체(體)로 하여, 오미신유술해(午未申酉戌亥)의 달[月]에 해당하는 기후의 특성을 용(用)으로 삼아 나타낸 것이라고 말할 수 있습니다.

따라서 인신(人身)은 소천지(小天地)이므로 1년의 기후 변화에 상응하여 육경(六經)을 제정하고, 육경(六經)이 내포하고 있는 육기(六氣)의 작용으로 기혈(氣血)의 순환을 이해한 것입니다.

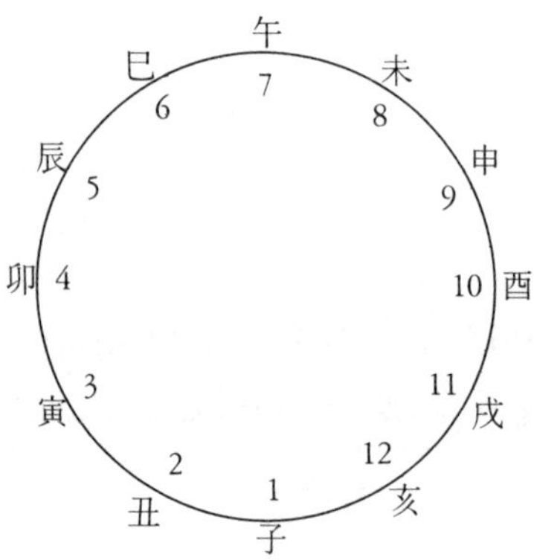

子午 = 1+ 7 = 8 少陰君火
丑未 = 2+ 8 = 10 太陰濕土
寅申 = 3+ 9 = 12 少陽相火
卯酉 = 4+10 = 14 陽明燥金
辰戌 = 5+11 = 16 太陽寒水
巳亥 = 6+12 = 18 厥陰風木

〈지지(地支) 상충오행(相沖五行)〉

【자오(子午) 소음군화(少陰君火)】

자오(子午)는 음양(陰陽)이 승강(升降)하고 성쇠(盛衰)하는 기준이 되어 소음군화(少陰君火)로 작용합니다. 그러므로 자(子)에서 사(巳)까지는 양(陽)이 성(盛)하고 음(陰)이 쇠(衰)하는 모양으로 양(陽)의 거점이 됩니다. 그리고 오(午)에서 해(亥)까지는 음(陰)이 성(盛)하고 양(陽)이 쇠(衰)하는 모양으로 음(陰)의 거점이 되므로 상대적으로 음양(陰陽)이 교류하는 모양을 나타냅니다.

일반적으로 지지(地支)의 차서(次序)로 자오(子午)의 대충(對沖)은 자(子) 1과 오(午) 7이 상합(相合)하여 8목(木)의 궐음풍목(厥陰風木)이 됩니다. 그러나 자월(子月)에는 동지(冬至)가 있어 양기(陽氣)가 생기기 시작하고 오월(午月)에는 하지(夏至)가 있어 음기(陰氣)가 생기기 시작하므로 자오(子午)는 천지(天地)의 중분선(中分線)이 되고 음양(陰陽)이 생기는 기준선이 됩니다. 그러므로 음양(陰陽)의 기준으로 볼 때 자(子)는 양(陽)이 생기는 곳이므로 1이 되고, 오(午)는 음(陰)이 생기는 곳이므로 1이 되어 상합(相合)하면 2화(火)가 됩니다. 자오(子午)는 만물(萬物)의 근본인 음양(陰陽)을 생(生)하는 자리이므로 2화(火)는 군주(君主)의 덕(德)을 상징하는 소음군화(少陰君火)를 생성합니다.

【축미(丑未) 태음습토(太陰濕土)】

축(丑) 2와 미(未) 8이 합하면 10토(土)의 태음습토(太陰濕土)가 되고, 습토(濕土)는 미월(未月)의 기운을 많이 내포하고 있으므로 미토(未土)를 상징합니다.

【인신(寅申) 소양상화(少陽相火)】

인(寅) 3과 신(申) 9가 합하면 12화(火)의 소양상화(少陽相火)가 되고, 상화(相火)는 신월(申月)의 기운을 많이 내포하여 신금(申金)의 작용으로 폭화(暴火)의 성질을 가지고 있는 것을 상징합니다.

【묘유(卯酉) 양명조금(陽明燥金)】

묘(卯) 4와 유(酉) 10이 합하면 14금(金)의 양명조금(陽明燥金)이 되고, 조금(燥金)은 유월(酉月)의 기운을 많이 내포하고 있으므로 유금(酉金)을 상징합니다.

【진술(辰戌) 태양한수(太陽寒水)】

진(辰) 5와 술(戌) 11이 합하면 16수(水)의 태양한수(太陽寒水)가 되고, 한수(寒水)는 술월(戌月)의 기운을 많이 내포하고 있으므로 술토(戌土)를 상징합니다.

【사해(巳亥) 궐음풍목(厥陰風木)】

사(巳) 6과 해(亥) 12가 합하면 18목(木)의 궐음풍목(厥陰風木)이 되고, 풍목(風木)은 해월(亥月)의 기운을 많이 내포하고 있으므로 해수(亥水)를 상징합니다.

7. 육경(六經)과 지지(地支) 변화

육경(六經)과 지지(地支)의 변화는 어떤 연관성이 있습니까?

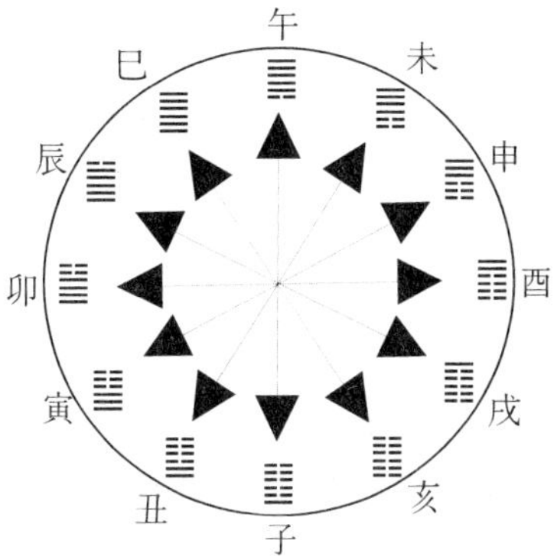

六經	地支	先天	後天	卦
太陽	辰戌	陽土(水土同胞)	寒水	坎
陽明	卯酉	陰木 + 陰金	燥金	兌
少陽	寅申	陽木 + 陽金	相火	震
太陰	丑未	陰土(火土同胞)	濕土	離
少陰	子午	陽水 + 陽火	君火	艮
厥陰	巳亥	陰火 + 陰水	風木	巽

〈육경(六經)과 지지(地支)의 변화〉

【자오소음군화(子午少陰君火)】

자오(子午)의 상충(相沖)으로 생성되는 소음군화(少陰君火)는 오월(午月)의 기운을 가지고 족소음신경(足少陰腎經)과 수소음심경(手少陰心經)에 작용하고 있습니다.

【축미태음습토(丑未太陰濕土)】

축미(丑未)의 상충(相沖)으로 생성되는 태음습토(太陰濕土)는 미월(未月)의 기운을 가지고 족태음비경(足太陰脾經)과 수태음폐경(手太陰肺經)에 작용하고 있습니다.

【인신소양상화(寅申少陽相火)】

인신(寅申)의 상충(相沖)으로 생성되는 소양상화(少陽相火)는 신월(申月)의 기운을 가지고 족소양담경(足少陽膽經)과 수소양삼초경(手少陽三焦經)에 작용하고 있습니다.

【묘유양명조금(卯酉陽明燥金)】

묘유(卯酉)의 상충(相沖)으로 생성되는 양명조금(陽明燥金)은 유월(酉月)의 기운을 가지고 족양명위경(足陽明胃經)과 수양명대장경(手陽明大腸經)에 작용하고 있습니다.

【진술태양한수(辰戌太陽寒水)】

진술(辰戌)의 상충(相沖)으로 생성되는 태양한수(太陽寒水)는 술월(戌月)의 기운을 가지고 족태양방광경(足太陽膀胱經)과 수태양소장경(手太陽小腸經)에 작용하고 있습니다.

【사해궐음풍목(巳亥厥陰風木)】

사해(巳亥)의 상충(相沖)으로 생성되는 궐음풍목(厥陰風木)은 해월(亥月)의 기운을 가지고 족궐음간경(足厥陰肝經)과 수궐음심포경(手厥陰心包經)에 작용하고 있습니다.

8. 육경(六經)의 근원(根源)

육경(六經)의 근원(根源)은 어디에 있습니까?

삼양(三陽)은 본래 양지지(陽地支)의 상충(相沖)으로 생성되어야 하는데, 진술(辰戌)의 태양(太陽)과 인신(寅申)의 소양(少陽)은 양지지(陽地支)로 생성되었지만, 묘유(卯酉)의 양명(陽明)은 음지지(陰地支)로 생성됩니다. 그러므로 태양(太陽)과 소양(少陽)의 근원은 양지지(陽地支)의 변화에 있고, 양명(陽明)의 근원은 음지지(陰地支)의 변화에 있습니다.

삼음(三陰)은 본래 음지지(陰地支)의 상충(相沖)으로 생성되어야 하는데, 축미(丑未)의 태음(太陰)과 사해(巳亥)의 궐음(厥陰)은 음지지(陰地支)로 생성되었지만, 자오(子午)의 소음(少陰)은 양지지(陽地支)로 생성됩니다. 그러므로 태음(太陰)과 궐음(厥陰)의 근원은 음지지(陰地支)의 변화에 있고, 소음(少陰)의 근원은 양지지(陽地支)의 변화에 있습니다.

삼양(三陽) 변화의 중심은 양명(陽明)에 있고, 양명(陽明)의 생성이 음지지(陰地支)에 있으므로 삼양(三陽)은 음(陰)에 뿌리를 두고 있습니다. 그리고 삼음(三陰) 변화의 중심은 소음(少陰)에 있고, 소음(少陰)의 생성이 양지지(陽地支)에 있으므로 삼음(三陰)은 양(陽)에 뿌리를 두고 있습니다.

음(陰)은 양(陽)에 근원이 있고, 양(陽)은 음(陰)에 근원이 있으

삼양(三陽) 이괘(離卦)	태양(太陽) 감(坎)	중남(中男) 양(陽)	진술 (辰戌)	양지지 (陽地支)	
	양명(陽明) 태(兌)	소녀(少女) 음(陰)	묘유 (卯酉)	음지지 (陰地支)	
	소양(少陽) 진(震)	장남(長男) 양(陽)	인신 (寅申)	양지지 (陽地支)	
삼음(三陰) 감괘(坎卦)	태음(太陰) 이(離)	중녀(中女) 음(陰)	축미 (丑未)	음지지 (陰地支)	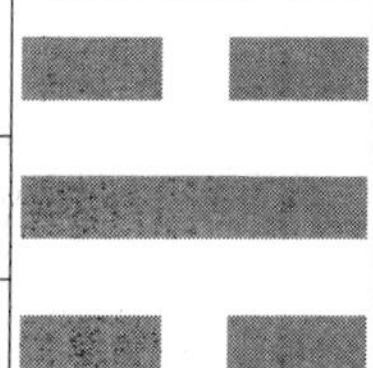
	소음(少陰) 간(艮)	소남(少男) 양(陽)	자오 (子午)	양지지 (陽地支)	
	궐음(厥陰) 손(巽)	장녀(長女) 음(陰)	사해 (巳亥)	음지지 (陰地支)	

〈삼음삼양(三陰三陽)의 근원(根源)〉

므로 음양(陰陽)은 항상 같이 존재하면서 변화하는 것이고, 만약 음양(陰陽)이 공존하지 않고 격절(隔絶)하여 작용하면 음양(陰陽)의 균형이 깨어져서 질병의 상태가 됩니다.

양(陽)을 대표하는 이괘(離卦)는 중효(中爻)가 음(陰)이므로 음(陰)을 생성하는 근본이고, 음(陰)을 대표하는 감괘(坎卦)는 중효(中爻)가 양(陽)이므로 양(陽)을 생성하는 근본입니다. 삼음(三陰)의 근본은 삼양(三陽)에 있고, 삼양(三陽)의 근본은 삼음(三陰)에 있습니다.

제 3 절 육경(六經)의 역리(易理)

태(兌) (☱)	건(乾) (☰)	손(巽) (☴)
이(離) (☲)		감(坎) (☵)
진(震) (☳)	곤(坤) (☷)	간(艮) (☶)

〈先天八卦九宮配置圖〉

손(巽) (☴)	이(離) (☲)	곤(坤) (☷)
진(震) (☳)		태(兌) (☱)
간(艮) (☶)	감(坎) (☵)	건(乾) (☰)

〈後天八卦九宮配置圖〉

1. 육경(六經)의 제정(制定)

육경(六經)의 제정(制定) 역리(易理)는 무엇입니까?

삼음삼양(三陰三陽)의 역리(易理)를 이해하기 위해서는 역(易)에 대한 이해가 필요합니다. 역(易)의 출발은 무극(無極)에서 태극(太極)을 거쳐 음양(陰陽)과 사상(四象)으로 분화되는 이치에 따라 만물이 생(生)·장(長)·화(化)·수(收)·장(藏)하는 변화의 모양을 8가지의 그림[象]으로 표현한 것입니다.

선천팔괘(先天八卦)는 천기(天氣)가 하강하는 모양과 지기(地氣)가 상승하는 모양을 괘(卦)로 표현하였고, 후천팔괘(後天八卦)는 천기(天氣)와 지기(地氣)가 교류하면서 나타나는 변화를 표현한 것입니다. 그러므로 선천(先天)은 체(體)가 되고 후천(後天)은 용(用)이 됩니다.

이를 가족관계로 보면 천(天)과 지(地)가 중심이 되어 건부(乾父)와 곤모(坤母)가 삼남(三男) 삼녀(三女)를 출산하여 일가(一家)를 이루는 모습으로 비교할 수 있습니다. 선천팔괘(先天八卦)는 부모가 삼남(三男) 삼녀(三女)를 출산한 모양이고, 후천팔괘(後天八卦)는 부모가 자식에게 가정의 모든 일을 물려주고, 성장한 삼남(三男) 삼녀(三女)가 중심이 되어 있는 모양을 상징한 것입니다.

역(易)에서는 8괘(卦)를 설명하는 데 있어서 천(天)·인(人)·지(地)의 삼재론(三才論)을 이용하고 있습니다. 천(天)과 지(地)의 작용으로 만물[人]을 생(生)하는 원리로, 모든 물상(物象)은 천지인(天地人)의 삼재론(三才論)으로 해설하면 합당합니다. 천(天)과 지(地) 사이의 모든 변화는 음양(陰陽)의 변화를 바탕으로 이루어지므로 음(陰)도 삼재론(三才論)에 따라 삼음(三陰)으로 설명할 수 있고 양(陽)도 삼재론(三才論)에 따라 삼양(三陽)으로 설명할 수 있습니다.

일반적으로 한 계절의 기후를 설명할 때 시작과 끝과 중간으로 전체를 말할 수 있는데, 이는 시작[始]이 있으면 끝[終]이 있고 시작과 끝이 정해지면 가운데[中]가 있게 마련이기 때문입니다. 또 크기를 이야기할 때는 대중소(大中小)로 표현하고 높이를 말할 때는 상중하(上中下)로 하는 것도 모두 역(易)에서 말하는 삼재론(三才論)에 그 근거를 두고 있기 때문입니다.

따라서 천지(天地)의 기운인 음양(陰陽)을 삼재론(三才論)에 근거하여 삼음(三陰)과 삼양(三陽)으로 분류하고, 역(易)의 원리에 따라 설명하는 것이 합당하므로 삼음삼양(三陰三陽)의 육경(六經)을 제정하였다고 볼 수 있습니다.

2. 육경(六經)의 생성(生成)

육경(六經)의 생성(生成) 역리(易理)는 무엇입니까?

선천팔괘(先天八卦)에서 건괘(乾卦)와 곤괘(坤卦)가 「천지정위(天地定位)」로 자리를 정하였고, 간괘(艮卦)와 태괘(兌卦)가 「산택통기(山澤通氣)」로 상통하고, 감괘(坎卦)와 이괘(離卦)가 「수화불상사(水火不相射)」로 위치하며, 진괘(震卦)와 손괘(巽卦)가 「뇌풍상박(雷風相搏)」으로 상통하고 있습니다.

건괘(乾卦)의 양도(陽道)를 근본으로 장남(長男)인 진괘(震卦)·중남(中男)인 감괘(坎卦)·소남(少男)인 간괘(艮卦)의 삼양괘(三陽卦)가 생기는 역리(易理)와 같이, 인신(人身)은 소천지(小天地)이므로 독맥(督脈)의 양도(陽道)를 근본으로 하여 태양(太陽)·양명

(陽明)・소양(少陽)의 삼양(三陽)이 생깁니다.

곤괘(坤卦)의 음도(陰道)를 근본으로 장녀(長女)인 손괘(巽卦)・중녀(中女)인 이괘(離卦)・소녀(少女)인 태괘(兌卦)의 삼음괘(三陰卦)가 생기는 역리(易理)와 같이, 인신(人身)은 소천지(小天地)이므로 임맥(任脈)의 음도(陰道)를 근본으로 하여 태음(太陰)・소음(少陰)・궐음(厥陰)의 삼음(三陰)이 생(生)합니다.

3. 육경(六經)의 생성(生成)과 지지(地支)

육경(六經) 생성(生成)과 지지(地支)는 어떤 관계가 있습니까?

육경(六經)의 생성(生成)에서 삼양경(三陽經)의 태양(太陽)은 지지(地支)의 진술(辰戌)이 상충(相沖)한 것이고, 양명(陽明)은 지지(地支)의 묘유(卯酉)가 상충(相沖)한 것이며, 소양(少陽)은 지지(地支)의 인신(寅申)이 상충(相沖)한 것입니다.

삼음경(三陰經)의 태음(太陰)은 지지(地支)의 축미(丑未)가 상충(相沖)한 것이고, 소음(少陰)은 지지(地支)의 자오(子午)가 상충(相沖)한 것이며, 궐음(厥陰)은 지지(地支)의 사해(巳亥)가 상충(相沖)한 것입니다.

삼양경(三陽經)에서 태양(太陽)과 소양(少陽)은 양(陽)의 지지(地支)인 진술(辰戌)과 인신(寅申)이 변화한 것이고, 양명(陽明)은 음(陰)의 지지(地支)인 묘유(卯酉)가 변화한 것이므로 태양(太陽)과 소양(少陽)은 양지지(陽地支)의 성질을 갖고 있으며, 양명(陽

明)은 음지지(陰地支)의 성질을 갖게 됩니다.

삼음경(三陰經)에서 태음(太陰)과 궐음(厥陰)은 음(陰)의 지지(地支)인 축미(丑未)와 사해(巳亥)가 변화한 것이고, 소음(少陰)은 양(陽)의 지지(地支)인 자오(子午)가 변화한 것이므로 태음(太陰)과 궐음(厥陰)은 음지지(陰地支)의 성질을 갖고 있으며, 소음(少陰)은 양지지(陽地支)의 성질을 갖게 됩니다.

4. 육경(六經)의 팔괘(八卦) 배속

육경(六經)의 팔괘(八卦) 배속(配屬)은 어떻게 됩니까?

선천팔괘(先天八卦)에서 건괘(乾卦)와 곤괘(坤卦)는 삼음(三陰)과 삼양(三陽)을 생(生)하는 근본이 되므로 8괘(卦)의 육경(六經) 배속에서 제외됩니다.

대성괘(大成卦)의 여섯 효(爻)에서 2효(爻)와 5효(爻)가 상충(相沖)하면 변화가 생기는데, 2효(爻)와 5효(爻)는 각각 소성괘(小成卦)에서 중효(中爻)의 위치입니다. 이는 천지인(天地人)의 삼재론(三才論)에서 인(人)에 해당되므로, 중효(中爻)가 동(動)하면 변화를 생(生)하게 됩니다. 따라서 감괘(坎卦)의 2효(爻)와 5효(爻)인 진술(辰戌)이 상충(相沖)하여 태양(太陽)이 생기고, 태괘(兌卦)의 2효(爻)와 5효(爻)인 묘유(卯酉)가 상충(相沖)하여 양명(陽明)이 생기고, 진괘(震卦)의 2효(爻)와 5효(爻)인 인신(寅申)이 상충(相沖)하여 소양(少陽)이 생성됩니다. 그리고, 이괘(離卦)의 2효(爻)와 5

효(爻)인 축미(丑未)가 상충(相沖)하여 태음(太陰)이 생기고, 간괘(艮卦)의 2효(爻)와 5효(爻)인 자오(子午)가 상충(相沖)하여 소음(少陰)이 생기고, 손괘(巽卦)의 2효(爻)와 5효(爻)인 사해(巳亥)가 상충(相沖)하여 궐음(厥陰)이 생성됩니다.

육경(六經)의 성질(性質)을 후천팔괘(後天八卦)로 설명하면, 육경(六經)에 해당하는 각 괘(卦)를 24절기(節氣)에 배속하여 1년의 한열(寒熱) 변화(變化)로 이해할 수 있습니다.

양명 (陽明)	건 (乾)	궐음 (厥陰)
태음 (太陰)		태양 (太陽)
소양 (少陽)	곤 (坤)	소음 (少陰)

〈육경의 선천팔괘 배속〉

풍열 (風熱)	열 (熱)	습열 (濕熱)
온 (溫)		양 (凉)
한습 (寒濕)	한 (寒)	풍한 (風寒)

〈육기의 구궁배속〉

궐음 (厥陰)	태음 (太陰)	곤 (坤)
소양 (少陽)		양명 (陽明)
소음 (少陰)	태양 (太陽)	건 (乾)

〈육경의 후천팔괘 배속〉

곡穀 입立 소小 우雨 하夏 만滿	망芒 하夏 소小 종種 지至 서暑	대大 입立 처處 서暑 추秋 서暑
청명(淸明) 춘분(春分) 경칩(驚蟄)		백로(白露) 추분(秋分) 한로(寒露)
우雨 입立 대大 수水 춘春 한寒	소小 동冬 대大 한寒 지至 설雪	소小 입立 상霜 설雪 동冬 강降

〈24절기 8괘 배속도〉

육경 (六經)	팔괘 (八卦)	방위(方位) 성질(性質)	오행성질 (五行性質)
태양 (太陽)	감괘 (坎卦)	정북(正北) 한기(寒氣)	수기 (水氣)
양명 (陽明)	태괘 (兌卦)	정서(正西) 조기(燥氣)	금기 (金氣)
소양 (少陽)	진괘 (震卦)	정동(正東) 풍기(風氣)	목기 (木氣)
태음 (太陰)	이괘 (離卦)	정남(正南) 서기(暑氣)	화기 (火氣)
소음 (少陰)	간괘 (艮卦)	동북(東北) 한변습기(寒變濕氣)	토기 (土氣)
궐음 (厥陰)	손괘 (巽卦)	동남(東南) 습변열기(濕變熱氣)	목기 (木氣)

〈육경(六經)의 8괘(卦) 배속, 방위, 성질〉

5. 태양(太陽)의 팔괘(八卦) 배속

태양(太陽)의 생성(生成)과 감괘(坎卦)의 납갑(納甲)은 어떤 관계가 있습니까?

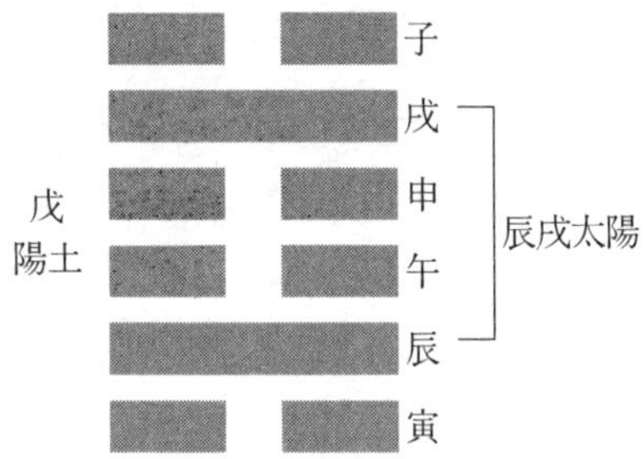

〈감괘(坎卦) : 진술(辰戌) 태양한수(太陽寒水)〉

【태양한수(太陽寒水)의 생성(生成)】

감괘(坎卦)의 2효(爻)와 5효(爻)가 상충(相冲)하면 진술(辰戌)의 태양한수(太陽寒水)가 생성되므로 감괘(坎卦)가 육경(六經)의 태양(太陽)과 상응하게 됩니다.

【태양(太陽)과 팔괘(八卦) 가족의 감괘(坎卦)】

태양(太陽)은 한수(寒水)의 성질을 갖고 있어 감괘(坎卦)에 배속하고, 감괘(坎卦)는 중남(中男)으로 후천(後天)에서 선천(先天)의 곤모(坤母) 자리에 옮겨 앉아 곤모(坤母)의 일을 대신하고 있습니다.

감괘(坎卦)인 중남(中男)은 선천(先天)에서 곤모(坤母)가 하던 일을 수행하여야 하므로 곤모(坤母)의 기운이 크게 필요한 감괘(坎卦)의 상하효(上下爻)는 곤괘(坤卦)를 따르고, 중남(中男)이므로 중효(中爻)는 양(陽)의 근원을 따라서 거양(巨陽)인 태양(太陽)이 되고, 후천(後天)에서 극한(極寒)인 북방에 위치하여 태양한수(太陽寒水)가 됩니다.

【감괘(坎卦)와 태양(太陽)】

후천팔괘(後天八卦)에서 감괘(坎卦)는 북방의 한(寒)이 극(極)한 곳에 있고, 절기(節氣)는 대설(大雪), 동지(冬至), 소한(小寒)이 있으므로 북방의 한(寒)과 수(水)를 주관합니다. 그리고 육경(六經)에서는 진술(辰戌)이 태양한수(太陽寒水)가 되므로 태양(太陽)을 감괘(坎卦)에 배속하게 됩니다.

6. 양명(陽明)의 팔괘(八卦) 배속

양명(陽明)의 생성(生成)과 태괘(兌卦)의 납갑(納甲)은 어떤 관계가 있습니까?

【양명조금(陽明燥金)과 태괘(兌卦)의 납갑(納甲)】

태괘(兌卦)의 2효(爻)와 5효(爻)가 상충(相冲)하면 묘유(卯酉)의 양명조금(陽明燥金)이 생성되므로 태괘(兌卦)가 육경(六經)의 양명(陽明)과 상응하게 됩니다.

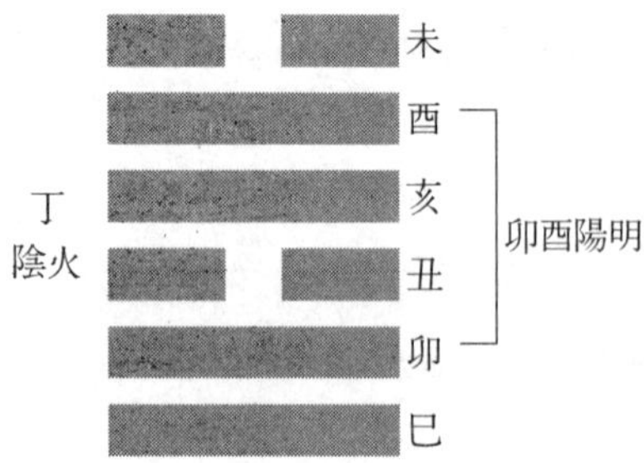

〈태괘(兌卦) : 묘유(卯酉) 양명조금(陽明燥金)〉

【양명(陽明)과 팔괘(八卦) 가족의 태괘(兌卦)】

양명(陽明)은 조금(燥金)의 성질을 갖고 있어 태괘(兌卦)에 배속하고, 태괘(兌卦)는 소녀(少女)로 후천(後天)에서 선천(先天)의 감괘(坎卦) 자리에 옮겨 앉아 감괘(坎卦)의 일을 하고 있습니다.

태괘(兌卦)는 후천(後天)에서 조량(燥凉)을 주관하고, 소녀(少女)로서 음기(陰氣)가 조금 있고 양기(陽氣)는 아직 남아 있어서 조기(燥氣)가 성(盛)해지므로 양명(陽明)이 됩니다. 양명(陽明)은 태양(太陽)과 소양(少陽)의 중간에 위치하여 태양(太陽)의 한기(寒氣)와 소양(少陽)의 화기(火氣)를 동시에 받아 조기(燥氣)를 주관하게 되고, 태괘(兌卦)는 후천(後天)에서 서방에 위치하여 조기(燥氣)를 주관하므로 양명조금(陽明燥金)이 됩니다.

【태괘(兌卦)와 양명(陽明)】

후천팔괘(後天八卦)에서 태괘(兌卦)는 서방(西方)의 조기(燥氣)가 성(盛)한 곳에 있고 절기(節氣)는 백로(白露), 추분(秋分), 한로(寒露)가 있으므로 서방(西方)의 조(燥)와 금(金)을 주관합니다. 그리고 육경(六經)에서는 묘유(卯酉)가 양명조금(陽明燥金)이 되므로 양명(陽明)을 태괘(兌卦)에 배속하게 됩니다.

7. 소양(少陽)의 팔괘(八卦) 배속

소양(少陽)의 생성(生成)과 진괘(震卦)의 납갑(納甲)은 어떤 관계가 있습니까?

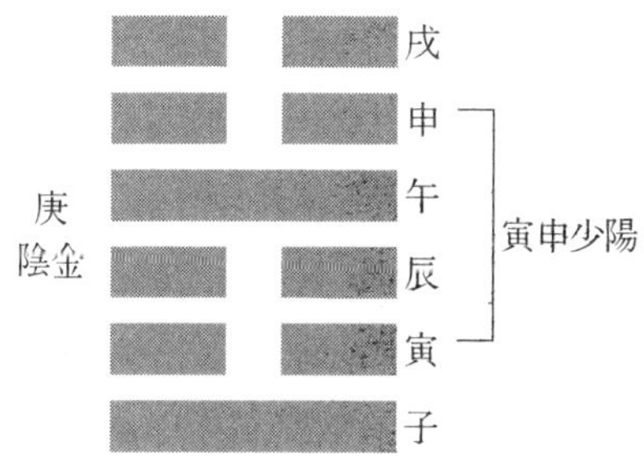

〈진괘(震卦) : 인신(寅申) 소양상화(少陽相火)〉

【소양상화(少陽相火)와 진괘(震卦)의 납갑(納甲)】

진괘(震卦)의 2효(爻)와 5효(爻)가 상충(相沖)하면 인신(寅申)의 소양상화(少陽相火)가 생성되므로 진괘(震卦)가 육경(六經)의 소양(少陽)과 상응하게 됩니다.

【소양(少陽)과 팔괘(八卦) 가족의 진괘(震卦)】

소양(少陽)은 폭급(暴急)한 화기(火氣)의 성질을 갖고 있어 진괘(震卦)에 배속하고, 진괘(震卦)는 장남(長男)으로 후천(後天)에서 선천(先天)의 중녀(中女)인 이괘(離卦)의 자리에 옮겨 앉아 이괘(離卦)의 일을 하고 있습니다.

진괘(震卦)는 후천(後天)에서 온(溫)과 폭온(暴溫)을 주관하고, 장남(長男)으로 머지않아 노부(老父)가 되기 때문에 양(陽)의 기운이 많지 않지만 장남(長男)의 권위를 갖고 있어서 가끔 위력을 발휘하므로 소양(少陽)이 됩니다. 진괘(震卦)는 후천(後天)에서 겨울의 한기(寒氣)를 몰아내어 온기(溫氣)를 주관하고, 선천(先天)의 이화(離火)가 있던 곳으로 폭급(暴急)한 화(火)를 주관하므로 소양상화(少陽相火)가 됩니다.

【진괘(震卦)와 소양(少陽)】

후천팔괘(後天八卦)에서 진괘(震卦)는 동방(東方)의 온기(溫氣)가 성(盛)한 곳에 있고 절기(節氣)는 경칩(驚蟄), 춘분(春分), 청명(淸明)이 있으므로 동방(東方)의 온(溫)과 풍(風)과 목(木)을 주관합니다. 그리고 육경(六經)에서는 사해(巳亥)가 궐음풍목(厥陰風木)이 되므로 소양(少陽)을 진괘(震卦)에 배속하게 됩니다.

8. 태음(太陰)의 팔괘(八卦) 배속

태음(太陰)의 생성(生成)과 이괘(離卦)의 납갑(納甲)은 어떤 관계가 있습니까?

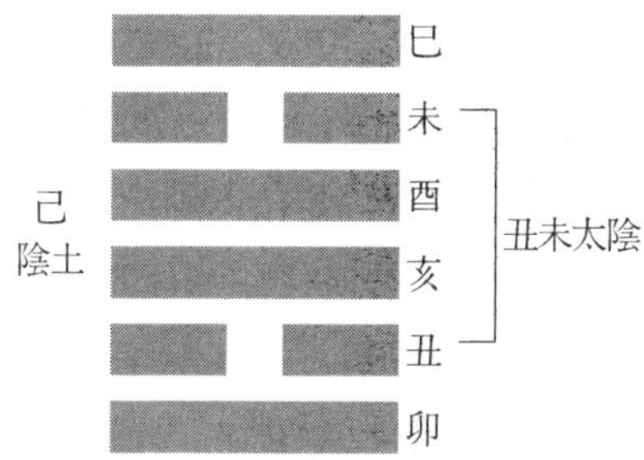

〈이괘(離卦) : 축미(丑未) 태음습토(太陰濕土)〉

【태음습토(太陰濕土)와 이괘(離卦)의 납갑(納甲)】

이괘(離卦)의 2효(爻)와 5효(爻)가 상충(相沖)하면 축미(丑未)의 태음습토(太陰濕土)가 생성되므로 이괘(離卦)가 육경(六經)의 태음(太陰)과 상응하게 됩니다.

【태음(太陰)과 팔괘(八卦) 가족의 이괘(離卦)】

태음(太陰)은 습토(濕土)의 성질을 갖고 있어 이괘(離卦)에 배속하고, 이괘(離卦)는 중녀(中女)로 후천(後天)에서 선천(先天)의 건부(乾父) 자리에 옮겨 앉아 건부(乾父)의 일을 대신하고 있습니다.

이괘(離卦)인 중녀(中女)는 선천(先天)에서 건부(乾父)가 하던 일을 수행해야 하므로 건부(乾父)의 기운이 크게 필요한 이괘(離卦)의 상하효(上下爻)는 건괘(乾卦)를 따르고, 중녀(中女)이므로 중효(中爻)는 음(陰)의 근원을 따라서 습(濕)이 성(盛)한 태음(太陰)이 되고, 후천(後天)에서 극열(極熱)한 남방(南方)에 위치하여 태음습토(太陰濕土)가 됩니다.

【이괘(離卦)와 태음(太陰)】

후천팔괘(後天八卦)에서 이괘(離卦)는 남방(南方)의 열기(熱氣)가 성(盛)한 곳에 있고 절기(節氣)는 망종(芒種), 하지(夏至), 소서(小暑)가 있으므로 남방(南方)의 열(熱)과 장하(長夏)의 습(濕)과 토(土)를 주관합니다. 그리고 육경(六經)에서는 축미(丑未)가 태음습토(太陰濕土)가 되므로 태음(太陰)을 이괘(離卦)에 배속하게 됩니다.

9. 소음(少陰)의 팔괘(八卦) 배속

소음(少陰)의 생성(生成)과 간괘(艮卦)의 납갑(納甲)은 어떤 관계가 있습니까?

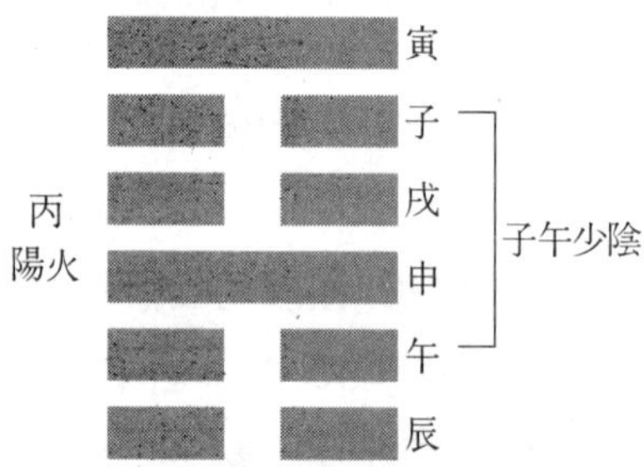

〈간괘(艮卦) : 자오(子午) 소음군화(少陰君火)〉

【소음군화(少陰君火)와 간괘(艮卦)의 납갑(納甲)】

간괘(艮卦)의 2효(爻)와 5효(爻)가 상충(相沖)하면 자오(子午)의 소음군화(少陰君火)가 생성되므로 간괘(艮卦)가 육경(六經)의 소음(少陰)과 상응하게 됩니다.

【소음(少陰)과 팔괘(八卦) 가족의 간괘(艮卦)】

소음(少陰)은 군화(君火)의 성질을 갖고 있어 간괘(艮卦)에 배속하고, 간괘(艮卦)는 소남(少男)으로 후천(後天)에서 선천(先天)의 진괘(震卦) 자리에 옮겨 앉아 진괘(震卦)의 일을 하고 있습니다.

간괘(艮卦)는 후천(後天)에서 봄의 온기(溫氣)를 주관하고, 소남(少男)으로 양기(陽氣)가 자라게 되어 만물에 온기(溫氣)를 공급하여 생성시키므로 소음(少陰)이 군화(君火)가 되고, 동북방(東北方)에 위치하여 온기(溫氣)를 주관하고 선천(先天) 진괘(震卦)의 양기(陽氣)를 얻어 소음군화(少陰君火)가 됩니다.

【간괘(艮卦)와 소음(少陰)】

후천팔괘(後天八卦)에서 간괘(艮卦)는 동북방(東北方)의 온기(溫氣)가 생(生)하는 곳에 있고 절기(節氣)는 대한(大寒), 입춘(立春), 우수(雨水)가 있으므로 초춘(初春)의 온(溫)과 지중(地中)에서 화기(火氣)가 생(生)하여 만물이 생동할 수 있는 군화(君火)를 주관합니다. 그리고 육경(六經)에서는 자오(子午)가 소음군화(少陰君火)가 되므로 소음(少陰)을 간괘(艮卦)에 배속하게 됩니다.

10. 궐음(厥陰)의 팔괘(八卦) 배속

궐음(厥陰)의 생성(生成)과 손괘(巽卦)의 납갑(納甲)은 어떤 관계가 있습니까?

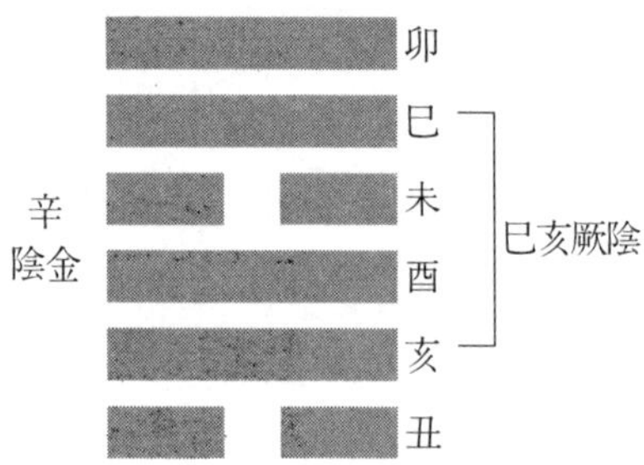

〈손괘(巽卦) : 사해(巳亥) 궐음풍목(厥陰風木)〉

【궐음풍목(厥陰風木)과 손괘(巽卦)의 납갑(納甲)】

손괘(巽卦)의 2효(爻)와 5효(爻)가 상충(相沖)하면 사해(巳亥)의 궐음풍목(厥陰風木)이 생성되므로 손괘(巽卦)가 육경(六經)의 궐음(厥陰)과 상응하게 됩니다.

【궐음(厥陰)과 팔괘(八卦) 가족의 손괘(巽卦)】

궐음(厥陰)은 풍목(風木)의 성질을 갖고 있어 손괘(巽卦)에 배속하고, 손괘(巽卦)는 장녀(長女)로 후천(後天)에서 선천(先天)의 태괘(兌卦) 자리에 옮겨 앉아 태괘(兌卦)의 일을 하고 있습니다.

손괘(巽卦)는 후천(後天)에서 풍(風)을 주관하고, 장녀(長女)로 머지않아 노모(老母)가 되기 때문에 음(陰)의 기운이 많지는 않지만 여자의 본성에 따라 밖으로 잘 나타내지 않고 음(陰)의 명분만 유지하려 하므로 궐음(厥陰)이 됩니다. 손괘(巽卦)는 후천(後天)에서 입하(立夏)의 온열(溫熱)한 기운과 춘풍(春風)을 주관하여 한기(寒氣)를 대부분 몰아내고, 선천(先天)의 태금(兌金)이 있던 곳으로 서늘한 양기(凉氣)가 조금 있으므로 궐음풍목(厥陰風木)이 됩니다.

【손괘(巽卦)와 궐음(厥陰)】

후천팔괘(後天八卦)에서 손괘(巽卦)는 온열(溫熱)의 기(氣)가 성(盛)한 동남방(東南方)에 있고 절기(節氣)는 곡우(穀雨), 입하(立夏), 소만(小滿)이 있으므로 동남방의 온열(溫熱)과 춘풍(春風)을 주관합니다. 그리고 육경(六經)에서는 사해(巳亥)가 궐음풍목(厥陰風木)이 되므로 궐음(厥陰)을 손괘(巽卦)에 배속하게 됩니다.

제4절 육경(六經)의 월별(月別) 배속과 상합(相合)

1. 일년(一年)의 기후(氣候)와 육경(六經)의 제정(制定)

육경(六經)과 기후(氣候)의 변화는 어떤 연관성이 있습니까?

삼음삼양(三陰三陽)이 배속된 달[月]의 한열(寒熱) 변화에 따라 육경(六經)의 특성이 나타납니다. 1년의 기후 변화는 동지(冬至)

육경(六經)	월배속(月配屬)	절기(節氣)	괘(卦)의 음양(陰陽)	괘(卦)
태양(太陽)	인월(寅月)	입춘(立春), 우수(雨水)	삼양동(三陽動)	지천태(地天泰)
양명(陽明)	오월(午月)	망종(芒種), 하지(夏至)	일음생(一陰生)	천풍구(天風姤)
소양(少陽)	술월(戌月)	한로(寒露), 상강(霜降)	오음강(五陰降)	산지박(山地剝)
태음(太陰)	자월(子月)	대설(大雪), 동지(冬至)	일양생(一陽生)	지뢰복(地雷復)
소음(少陰)	해월(亥月)	입동(立冬), 소설(小雪)	순음무양(純陰無陽)	중지곤(重地坤)
궐음(厥陰)	진월(辰月)	청명(淸明), 곡우(穀雨)	오양진(五陽進)	택천쾌(澤天夬)

〈육경(六經)의 월(月) 배속, 절기(節氣), 괘(卦)의 음양(陰陽)〉

에 일양(一陽)이 생(生)하고, 춘분(春分)에 반음반양(半陰半陽)이 되며, 하지(夏至)에 일음(一陰)이 생(生)하고, 추분(秋分)에 반양반음(半陽半陰)이 되어 다시 동지(冬至)로 이어집니다. 그러므로 여환무단(如環無端)하는 기후의 한열(寒熱) 변화에 근거하여 육경(六經)의 성질을 제정하였습니다.

1년은 춘온(春溫)·하열(夏熱)·추량(秋凉)·동한(冬寒)한 기후의 변화가 나타나는데, 풍(風)·화(火)·서(暑)·습(濕)·조(燥)·한(寒)의 육기(六氣)가 만물에 영향을 줍니다. 그리고 인신(人身)은 소천지(小天地)이므로, 풍(風)·화(火)·서(暑)·습(濕)·조(燥)·한(寒)의 육기(六氣) 변화에 따라 육경(六經)의 변화가 나타나게 됩니다.

1년의 기후 변화를 크게 나누면 한열(寒熱)의 이기(二氣)뿐이고, 일기(一氣)를 대중소(大中小)로 삼분(三分)하여 한열(寒熱)의 이기(二氣)를 각각 3등분하면 삼음(三陰)과 삼양(三陽)이 됩니다. 삼음삼양(三陰三陽)은 육경(六經)이 되므로 육경(六經)은 1년의 한열(寒熱)을 여섯으로 나눈 것입니다.

이에 따라 한열(寒熱)을 풍(風)·화(火)·서(暑)·습(濕)·조(燥)·

한(寒)으로 나누어 육기(六氣)라 하고, 육기(六氣)의 변화가 인신(人身)에 미치는 통로가 육경(六經)이 되며, 육경(六經)의 성질은 육경(六經)이 배속된 해당 월(月)의 한열(寒熱) 변화에 따라 나타납니다.

2. 육경(六經)의 계절(季節) 배속

육경(六經)과 계절의 특성은 어떤 연관성이 있습니까?

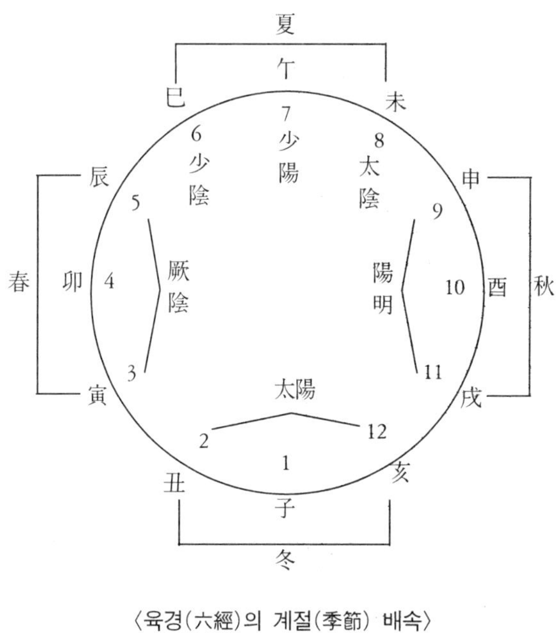

〈육경(六經)의 계절(季節) 배속〉

『내경(內經)』에서 육경(六經)의 계절(季節) 배속을 보면 궐음풍목(厥陰風木)은 춘(春)의 3개월에 배속하였고, 소음(少陰)은 초하(初夏)의 사월(巳月)에 배속하였으며, 소양(少陽)은 중하(中夏)의 오월(午月)에 배속하였고, 태음(太陰)은 장하(長夏)의 미월(未月)에 배속하였으며, 양명(陽明)은 추(秋)의 3개월에 배속하였고, 태양(太陽)은 동(冬)의 3개월에 배속하였습니다.

운기(運氣)에서 주기(主氣)의 순환이 궐음(厥陰) → 소음(少陰) → 소양(少陽) → 태음(太陰) → 양명(陽明) → 태양(太陽)의 순서로 되어 있는데 이것은 1년의 기후 변화에 따라 4계절에 배속시킨 것입니다.

1년에서 열(熱)이 가장 많은 계절이 여름이므로 초하(初夏)에 소음군화(少陰君火)를 배속하고, 이를 보좌하는 소양상화(少陽相火)를 하지(夏至)가 있는 오월(午月)에 배속하였습니다. 군화(君火)와 상화(相火)의 근원이 모두 토(土 ; 火土同胞)에 있으므로 습토(濕土)를 주관하는 태음(太陰)을 장하(長夏)인 미월(未月)에 배속시켜 하(夏)의 열기(熱氣)에 군화(君火), 상화(相火), 습토(濕土)를 배속하였습니다.

3. 육경(六經)의 월별(月別) 배속과 삼합오행(三合五行)

육경(六經)의 월별(月別) 배속과 삼합오행(三合五行)은 어떤 연관성이 있습니까?

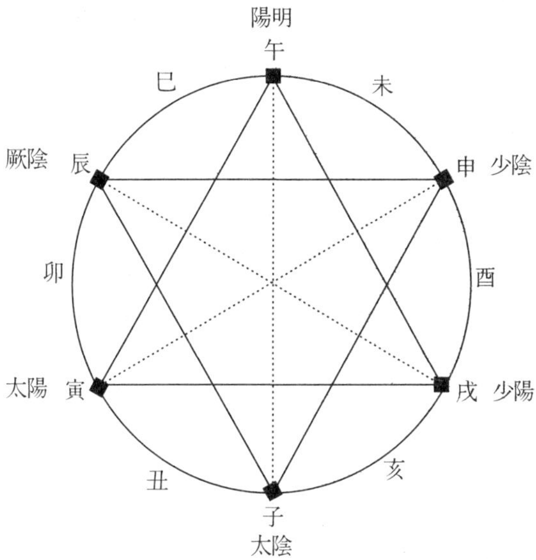

※ 신자진(申子辰) : 水　인오술(寅午戌) : 火

〈육경(六經)과 삼합오행(三合五行)〉

【육경(六經)과 삼합오행(三合五行)】

『내경(內經)』에서 육경(六經)의 월별(月別) 배속을 보면 궐음풍목(厥陰風木)은 진월(辰月)에 배속하였고, 소음(少陰)은 해월(亥月)에 배속하였으며, 태음(太陰)은 자월(子月)에 배속하였고, 소양(少陽)은 술월(戌月)에 배속하였으며, 양명(陽明)은 오월(午月)에 배속하였고, 태양(太陽)은 인월(寅月)에 배속하였습니다.

삼합오행(三合五行)에서 삼양(三陽)은 화(火)에 속하여 인(寅)·오(午)·술(戌) 삼합(三合)의 화국(火局)에 해당하고, 삼음(三陰)은 수(水)에 속하여 신(申)·자(子)·진(辰) 삼합(三合)의 수국(水局)에 해당합니다. 그러므로 삼양(三陽)에서 태양(太陽)을 인월(寅月)에 배속하고, 양명(陽明)을 오월(午月)에 배속하며, 소양(少陽)을 술월(戌月)에 배속하고 삼음(三陰)에서 태음(太陰)은 자월(子月)에 배속하고, 소음(少陰)은 신월(申月)에 배속하며, 궐음(厥陰)은 진월(辰月)에 배속합니다.

그러므로 삼음삼양(三陰三陽)의 한열(寒熱) 변화는 12지지(地支)의 삼합오행(三合五行)에 근거하여 육경(六經)을 제정하고, 육경(六經)을 월별(月別)로 배속하여 해당 월(月)의 한열(寒熱)과 육경(六經)의 성질이 동일함을 나타낸 것입니다.

그러나 『태소경(太素經)』에서는 신월(申月)에 소음(少陰)을 배속하였고, 『내경(內經)』에서는 소음(少陰)을 해월(亥月)에 배속시켜 삼음(三陰)의 배정을 삼합오행(三合五行)의 수국(水局)에 맞지 않게 하였는데 그 이유를 생각하여 볼 필요가 있습니다. 이 문제는 앞으로 '소음(少陰)의 명의(名義)와 해월(亥月)' 편에서 설명하겠습니다.

【육경(六經)의 상합(相合 ; 表裏)과 삼합오행(三合五行)】

육경(六經)의 상합관계[부부관계]를 제정한 역리(易理)는 삼합오행(三合五行)의 변화에 근거하고 있기 때문에 삼합오행(三合五行)을 이해할 필요가 있습니다.

인오술(寅午戌) 화국(火局)은 양(陽)의 변화로 화(火)가 상승하는 모양[△]이고 신자진(申子辰) 수국(水局)은 음(陰)의 변화로 수(水)가 하강하는 모양[▽]이 되는데, 이는 수화(水火)가 맞물려 변화하는 모습을 나타내는 것으로 이해할 수 있습니다.

앞의 그림에서 육경(六經)의 표리(表裏)는 육경(六經)의 월별(月別) 배속이 점선과 같이 마주보는 것끼리 이루어져 있습니다. 월별(月別) 배속에서 소음(少陰)은 해월(亥月)에 배속되어 있지만 삼합오행(三合五行)을 기준으로 삼음(三陰)에 속하는 소음(少陰)은 신자진(申子辰)의 수국(水局)에 속하므로 신월(申月)에 배속하여 설명합니다.

그러므로 태양(太陽)은 소음(少陰)과 표리(表裏)가 되어 수화(水火)를 나타내고, 양명(陽明)은 태음(太陰)과 표리(表裏)가 되어 조습(燥濕)을 나타내며, 소양(少陽)은 궐음(厥陰)과 표리(表裏)가 되어 풍열(風熱)을 나타냅니다. 이와 같이 육경(六經)의 표리(表裏)를 배속한 것은 1년의 수기(水氣)와 화기(火氣)가 변화하는 모양을 나타내는 삼합오행(三合五行)을 기준으로 한 것입니다.

4. 육경(六經)의 상합(相合)

육경(六經)의 상합(相合)은 어떻게 제정(制定)된 것입니까?

【선천팔괘(先天八卦)의 순역(順逆)과 육경(六經)】

선천팔괘(先天八卦)의 생성(生成)에서 천기(天氣)가 하강하는 이치에 따라 건괘(乾卦) → 태괘(兌卦) → 이괘(離卦) → 진괘(震卦)가 되므로 이는 순(順)을 나타낸 것입니다. 선천팔괘(先天八卦)의 생성(生成)에서 지기(地氣)가 상승하는 이치에 따라 곤괘(坤卦) → 간괘(艮卦) → 감괘(坎卦) → 손괘(巽卦)가 되므로 이는 역(逆)을 나타낸 것입니다.

그러므로 양명(陽明)과 태음(太陰)은 천기(天氣)가 하강하는 이

태 (兌)	건 (乾)	손 (巽)
이 (離)		감 (坎)
진 (震)	곤 (坤)	간 (艮)

〈선천팔괘(先天八卦)〉

양명 (陽明)		궐음 (厥陰)
태음 (太陰)		태양 (太陽)
소양 (少陽)		소음 (少陰)

〈육경(六經)의 배속(配屬)〉

치에 따라 상합(相合)하고, 태양(太陽)과 소음(少陰)은 지기(地氣)가 상승하는 이치를 따른 것입니다. 그리고 소양(少陽)과 궐음(厥陰)은 천기(天氣)와 지기(地氣)가 교류(交流)하는 이치를 따른 것입니다.

【육경(六經)과 팔괘(八卦)의 지지납갑(地支納甲)】

육경(六經)과 상응하는 팔괘(八卦)의 지지납갑(地支納甲)에서 초효(初爻)와 4효(爻)·2효(爻)와 5효(爻)·3효(爻)와 상효(上爻)가 상합(相合)하면 육경(六經)의 관계가 나타나게 됩니다. 그러므로, 육경(六經)에 배속된 8괘(卦)의 지지납갑(地支納甲)이 내포하고 있는 역리(易理)로 육경(六經)을 이해할 수 있습니다.

5. 태양(太陽)과 소음(少陰)의 상합(相合)

태양(太陽)과 소음(少陰)의 상합(相合)을 어떻게 이해할 수 있습니까?

【선천팔괘(先天八卦) 순역(順逆)의 역리(易理)】

선천팔괘(先天八卦)에서 지도(地道)는 우전(右轉)하여 지기(地氣)가 상승하므로 소음(少陰)과 태양(太陽)이 일가(一家)를 이루고, 태양(太陽)에 속하는 감괘(坎卦)는 서방(西方)에 있고, 소음(少陰)에 속하는 간괘(艮卦)는 서북방(西北方)에 있습니다. 태양(太陽 ; 坎卦)과 소음(少陰 ; 艮卦)은 모두 서방(西方)의 기운을 동시에 내포하고 있으므로 표리(表裏)를 이루는 근원은 선천팔괘(先天八卦)에서 받은 것입니다.

【태양(太陽)의 감괘(坎卦)와 소음(少陰)의 간괘(艮卦)】

태양(太陽)은 감괘(坎卦)에 속하고, 감괘(坎卦)의 지지납갑(地支納甲)은 인(寅)・진(辰)・오(午)・신(申)・술(戌)・자(子)로 모두 양(陽)으로 이루어져 있습니다.

소음(少陰)은 간괘(艮卦)에 속하고, 간괘(艮卦)의 지지납갑(地支納甲)은 진(辰)・오(午)・신(申)・술(戌)・자(子)・인(寅)으로 역시 지지(地支)가 모두 양(陽)으로 이루어져 있습니다.

감괘(坎卦)에는 소양(少陽 ; 초효와 4효, 寅申), 태양(太陽 ; 2효와 5효, 辰戌), 소음(少陰 ; 3효와 상효, 子午)이 내포되어 있고,

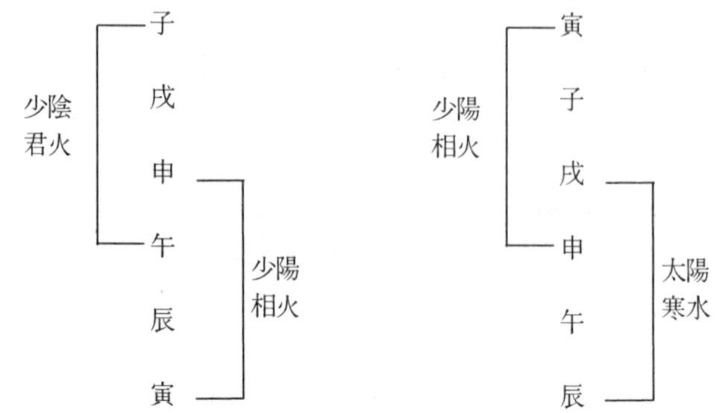

〈太陽 : 坎卦〉 〈少陰 : 艮卦〉

소음(少陰)에 속하는 간괘(艮卦)에도 태양(太陽 ; 초효와 4효, 辰戌), 소음(少陰 ; 2효와 5효, 子午), 소양(少陽 ; 3효와 상효, 寅申)이 내포되어 있습니다. 지지(地支)의 배열이 다르고 성질이 같으므로 부부(夫婦)로 배합될 수밖에 없어서 태양(太陽)과 소음(少陰)이 표리(表裏)의 관계로 일가(一家)를 이루게 되는 것입니다. 그러므로 태양(太陽)은 소음군화(少陰君火)와 소양상화(少陽相火)의 도움을 받게 되고, 소음(少陰)은 소양상화(少陽相火)와 태양한수(太陽寒水)의 도움을 받게 됩니다.

삼음(三陰)에서 태음(太陰)에 속하는 이괘(離卦)와 궐음(厥陰)에 속하는 손괘(巽卦)의 지지납갑(地支納甲)이 모두 음지지(陰地支)로 구성되어 있고, 소음(少陰)에 속하는 간괘(艮卦)의 지지납갑(地支納甲)은 양지지(陽地支)로 구성되어 있어 삼음(三陰)에서 양(陽 ; 君火)의 성질인 소음(少陰)이 태음(太陰)과 궐음(厥陰)을 조절하게 됩니다.

6. 양명(陽明)과 태음(太陰)의 상합(相合)

양명(陽明)과 태음(太陰)의 상합(相合)을 어떻게 이해할 수 있습니까?

【선천팔괘(先天八卦) 순역(順逆)의 역리(易理)】

선천팔괘(先天八卦)에서 천도(天道)는 좌선(左旋)하여 천기(天氣)가 하강하므로 양명(陽明)과 태음(太陰)이 일가(一家)를 이루고, 태음(太陰)에 속하는 이괘(離卦)는 동방(東方)에 있고, 양명(陽明)에 속하는 태괘(兌卦)는 동남방(東南方)에 있습니다. 태음(太陰 ; 離卦)과 양명(陽明 ; 兌卦)은 모두 동방의 기운을 동시에 내포하고 있으므로 표리를 이루는 근원은 선천팔괘(先天八卦)에서 받은 것입니다.

【양명(陽明)의 태괘(兌卦)와 태음(太陰)의 이괘(離卦)】

양명(陽明)은 태괘(兌卦)에 속하고, 태괘(兌卦)의 지지납갑(地支納甲)은 사(巳)·묘(卯)·축(丑)·해(亥)·유(酉)·미(未)로 모두 음(陰)으로 이루어져 있습니다

태음(太陰)은 이괘(離卦)에 속하고, 이괘(離卦)의 지지납갑(地支納甲)은 묘(卯)·축(丑)·해(亥)·유(酉)·미(未)·사(巳)로 역시 지지(地支)가 모두 음(陰)으로 이루어져 있습니다.

태괘(兌卦)에는 궐음(厥陰 ; 초효와 4효, 巳亥), 양명(陽明 ; 2효와 5효, 卯酉), 태음(太陰 ; 3효와 상효, 丑未)이 내포되어 있고,

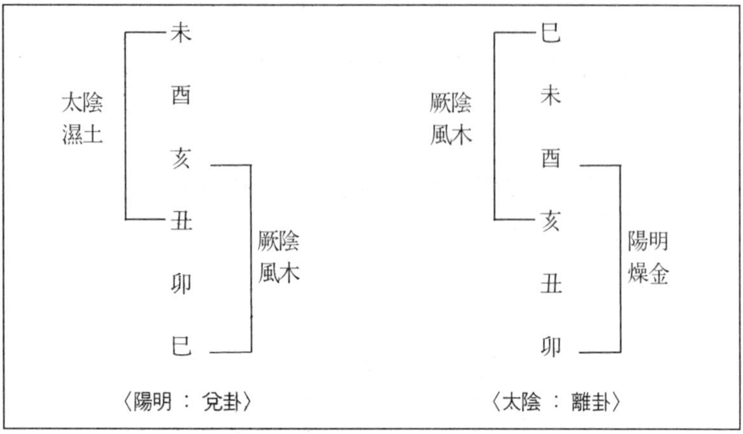

태음(太陰)에 속하는 이괘(離卦)에도 양명(陽明 ; 초효와 4효, 卯酉), 태음(太陰 ; 2효와 5효, 丑未), 궐음(厥陰 ; 3효와 상효, 巳亥)이 내포되어 있습니다. 지지(地支)의 배열이 다르고 성질이 같으므로 부부로 배합될 수밖에 없어서 양명(陽明)과 태음(太陰)이 표리(表裏)의 관계로 일가(一家)를 이루게 됩니다.

그러므로 태음(太陰)은 양명조금(陽明燥金)과 궐음풍목(厥陰風木)의 도움을 받게 되고, 양명(陽明)은 궐음풍목(厥陰風木)과 태음습토(太陰濕土)의 도움을 받게 됩니다.

삼양(三陽)에서 태양(太陽)에 속하는 감괘(坎卦)와 소양(少陽)에 속하는 진괘(震卦)의 지지납갑(地支納甲)이 모두 양지지(陽地支)로 구성되어 있고, 양명(陽明)에 속하는 태괘(兌卦)의 지지납갑(地支納甲)은 음지지(陰地支)로 구성되어 있어 음(陰 ; 金)의 성질인 양명(陽明)이 태양(太陽)과 소양(少陽)을 조절하게 됩니다.

7. 소양(少陽)과 궐음(厥陰)의 상합(相合)

소양(少陽)과 궐음(厥陰)의 상합(相合)을 어떻게 이해할 수 있습니까?

【선천팔괘(先天八卦) 순역(順逆)의 역리(易理)】

선천팔괘(先天八卦)에서 후천팔괘(後天八卦)로 변화하는 원동력은 순역(順逆)의 기운이 상합(相合)하여 생기게 됩니다. 소양(少陽)에 속하는 진괘(震卦)는 동북방(東北方)에 있고, 궐음(厥陰)에 속하는 손괘(巽卦)는 서남방(西南方)에 있습니다. 소양(少陽 ; 震卦)과 궐음(厥陰 ; 巽卦)은 순역(順逆)의 기운이 상합(相合)하는 곳에 있어 태극(太極) 운동의 중심이 되므로 표리(表裏)를 이루는 근원은 선천팔괘(先天八卦)에서 받은 것입니다.

【소양(少陽)의 진괘(震卦)와 궐음(厥陰)의 손괘(巽卦)】

소양(少陽)은 진괘(震卦)에 속하여 지지납갑(地支納甲)이 양(陽)이고, 궐음(厥陰)은 손괘(巽卦)에 속하여 지지납갑(地支納甲)이 음(陰)으로 납갑(納甲)의 성질이 다릅니다. 그러나 진(辰)과 손(巽)은 선천팔괘(先天八卦)에서 변화의 중심축이 되어 동(動)을 주관하므로 음양(陰陽)의 속성을 나누어 가집니다. 그리고 소양(少陽 ; 震卦)의 화(火)와 궐음(厥陰 ; 巽卦)의 풍(風)은 육기(六氣)가 동(動)하는 원동력이 되므로 소양(少陽)과 궐음(厥陰)은 동(動)을 주관하는 목(木)의 속성을 갖고 있습니다. 그러므로 부부(夫婦)로 배합될

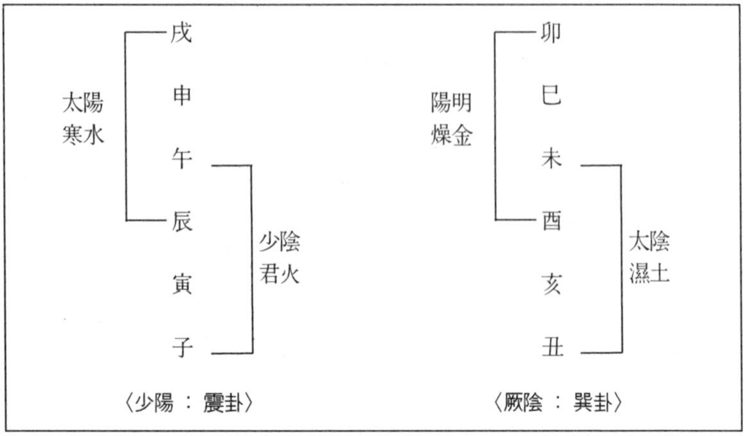

수밖에 없어서 소양(少陽)과 궐음(厥陰)이 표리(表裏)의 관계로 일가(一家)를 이루게 됩니다.

따라서 소양(少陽)은 소음군화(少陰君火)와 태양한수(太陽寒水)의 도움을 받게 되고, 궐음(厥陰)은 태음습토(太陰濕土)와 양명조금(陽明燥金)의 도움을 받게 됩니다.

제 5 절 육경(六經)의 명의(名義)

1. 육경(六經)의 명의(名義)와 육기(六氣)

육경(六經)의 명의(名義)와 육기(六氣)의 성질(性質)은 어떤 관계가 있습니까?

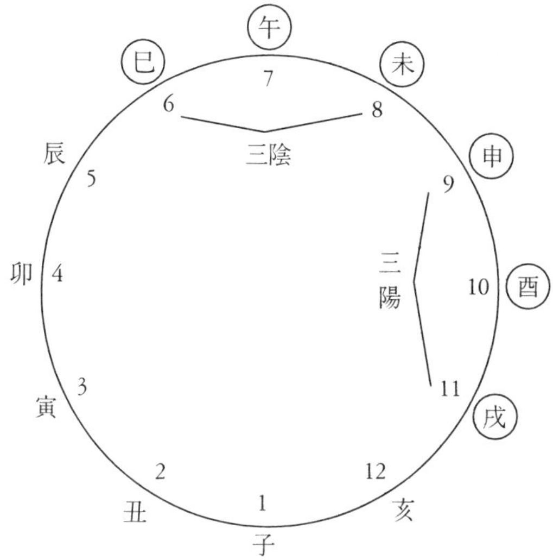

〈육경(六經)의 명의(名義)와 지지(地支)〉

여름의 더운 기운은 삼음(三陰)의 명의(名義)에 맞게 배속하였고, 가을의 서늘한 기운은 삼양(三陽)의 명의(名義)에 맞게 배속하였습니다. 삼음(三陰)을 순양무음(純陽無陰)이 있는 사월(巳月)에서부터 궐음(厥陰 ; 巳亥), 오월(午月)의 소음(少陰 ; 子午), 미월(未月)의 태음(太陰 ; 丑未)으로 배속하여 해당 월(月)의 기운으로 삼음(三陰)의 명의(名義)를 정하였습니다. 그리고 삼양(三陽)을 신월(申月)에서부터 소양(少陽 ; 寅申), 유월(酉月)의 양명(陽明 ; 卯酉), 술월(戌月)의 태양(太陽 ; 辰戌)으로 배속하여 순음무양(純陰無陽)이 있는 해월(亥月)의 전월(前月)인 술월(戌月)까지 해당 월(月)의 기운으로 삼양(三陽)의 명의(名義)를 정하였습니다.

지지(地支)의 상충(相沖)에서 사(巳)·오(午)·미(未)의 여름 기운과 신(申)·유(酉)·술(戌)의 가을 기운을 기준으로 육경(六經)

의 성질을 결정하고 해당 월(月)의 기운을 중심으로 육경(六經)의 명의(名義)를 살펴보겠습니다.

【태양한수(太陽寒水)】

진술(辰戌)이 태양(太陽)의 한수(寒水)를 주관하게 되는 것은 술월(戌月)의 차가운 한기(寒氣)를 기준으로 하여 제정하였다고 봅니다.

【양명조금(陽明燥金)】

묘유(卯酉)가 양명(陽明)의 조금(燥金)을 주관하게 되는 것은 유월(酉月)의 건조한 기운을 기준으로 하여 제정하였다고 봅니다.

【소양상화(少陽相火)】

인신(寅申)이 소양(少陽)의 상화(相火)를 주관하게 되는 것은 신월(申月)의 따가운 폭화(暴火)의 기운을 기준으로 하여 제정하였다고 봅니다.

【태음습토(太陰濕土)】

축미(丑未)가 태음(太陰)의 습토(濕土)를 주관하게 되는 것은 미월(未月)의 장하(長夏) 습기를 기준으로 하여 제정하였다고 봅니다.

【소음군화(少陰君火)】

자오(子午)가 소음(少陰)의 군화(君火)를 주관하게 되는 것은 오월(午月)의 따뜻한 화기(火氣)를 기준으로 하여 제정하였다고 봅니다.

【궐음풍목(厥陰風木)】

사해(巳亥)가 궐음(厥陰)의 풍목(風木)을 주관하게 되는 것은 사월(巳月)의 열풍(熱風)을 기준으로 하여 제정하였다고 봅니다.

2. 태양(太陽)의 명의(名義)와 인월(寅月)

태양(太陽)의 명의(名義)와 인월(寅月)의 기후는 어떤 연관성이 있습니까?

인월(寅月)은 초봄으로 입춘(立春)과 우수(雨水)의 절기(節氣)가 있고, 동지(冬至)에 생긴 양(陽)이 지표로 솟으려고 하는 시기이므로 양(陽)의 시작을 의미하는 달입니다.

양(陽)의 일생은 봄에 태동(胎動)하고, 여름에 대성(大盛)하며, 가을에 세력을 마치는데 기간이 제일 길고 세력이 커서 태양(太陽)이라 하고 일명 거양(巨陽)이라 합니다.

입춘(立春)은 초봄으로 봄소식에 만물이 움직이고 먼 산의 눈이 녹아 대지의 개울물이 흐르기 시작하여 새싹이 틀 준비를 하는 시기입니다.

우수(雨水)는 봄비가 촉촉이 내려 만물을 생동하게 하고, 이때는 수화(水火)의 작용이 활발하게 이루어져서 초목(草木)에 진액(津液)이 흐르기 시작하며, 찬 기운이 물러가기 시작하는 시기입니다.

그러므로 태양(太陽)은 인월(寅月[立春, 雨水])에 배속되고 입춘(立春)에 양기(陽氣)가 동(動)하지만 아직 한기(寒氣)가 성(盛)하므로 입춘(立春)에서 「한(寒)」을 얻습니다. 그리고 우수(雨水)에 만물의 생명수인 봄비가 많이 내리므로 우수(雨水)에서 「수(水)」를 얻어 인월(寅月)에 한수(寒水)의 특성이 나타나므로 태양(太陽)이 한수(寒水)를 주관하게 됩니다.

3. 양명(陽明)의 명의(名義)와 오월(午月)

양명(陽明)의 명의(名義)와 오월(午月)의 기후는 어떤 연관성이 있습니까?

오월(午月)은 한여름으로 망종(芒種)과 하지(夏至)의 절기(節氣)가 있고, 하지(夏至)는 낮의 길이가 가장 길고 태양이 최고로 높아 밝으므로 양명(陽明)이라 하며, 양명(陽明)은 밝고[明], 열(熱)은 양(陽)에서 생긴다는 의미를 갖고 있습니다. 그리고 오월(午月)은 인월(寅月)과 술월(戌月) 사이에 위치하여 인월(寅月)의 태양(太陽)과 술월(戌月)의 소양(少陽)이 양쪽에서 비추므로 양명(陽明)이라 합니다.

망종(芒種)은 태양의 길이가 길어 열기(熱氣)가 가장 많으므로 그 해에 파종할 것은 이때 모두 마쳐야 합니다. 하지(夏至)는 초목(草木)이 수기(水氣)와 화기(火氣)를 많이 받아 무성하게 자라서 진액(津液)이 충만하고 수기(水氣)가 초목의 끝까지 상승하여 밖으로 넘쳐흐르고, 사람도 땀을 흘리기 시작하며 열기(熱氣)가 많은 시기입니다.

그러므로 양명(陽明)은 오월(午月[芒種, 夏至])에 배속되어 망종(芒種)에 낮이 길어 양기(陽氣)가 성(盛)하고 건조하므로 망종(芒種)에서 「조(燥)」를 얻습니다. 그리고 하지(夏至)에 초목(草木)이 자라 진액(津液)이 넘치고 음기(陰氣)가 생겨 금기(金氣)가 하강하기 시작하므로 하지(夏至)에서 「금(金)」을 얻어 오월(午月)에 조금(燥金)의 특성이 나타나므로 양명(陽明)이 조금(燥金)을 주관하게 됩니다.

4. 소양(少陽)의 명의(名義)와 술월(戌月)

소양(少陽)의 명의(名義)와 술월(戌月)의 기후는 어떤 연관성이 있습니까?

술월(戌月)은 늦가을로 한로(寒露)와 상강(霜降)의 절기(節氣)가 있고, 늦가을에는 음(陰)이 많고 양(陽)이 적으므로 소양(少陽)이라 하고, 태양의 길이는 짧지만 따가우므로 양기(陽氣)의 폭급(暴急)함을 갖고 있습니다.

한로(寒露)는 양기(陽氣)가 마지막으로 세력을 거두게 되고, 열기(熱氣)보다 한기(寒氣)가 강(强)하여 곤충이 땅속으로 들어가고 철새는 이동을 하는 시기입니다.

상강(霜降)은 초목(草木)의 진액(津液)이 말라서 낙엽이 지고 단풍이 들며, 들풀은 시들어 양지(陽地) 쪽에만 조금 남아 있고,

양기(陽氣)가 줄어들어 개울물은 맑고 습지는 말라 먼지가 날고 우물의 물도 마르며, 하늘은 맑고 높아 햇볕이 직사하므로 따갑고 서늘한 바람이 불어 황량하게 만드는 시기입니다.

그러므로 소양(少陽)은 술월(戌月 ; 寒露, 霜降)에 배속되어 폭급(暴急)한 화(火)를 이용하여 군화(君火)를 침해하는 기운을 숙살(肅殺)의 기운으로 물리쳐 한로(寒露)의 양기(陽氣)가 초목(草木)이 마지막으로 진액(津液)을 저장할 수 있게 도우므로 공존하기 위하여 서로 도와주는 의미의 「상(相)」을 얻습니다. 그리고 상강(霜降)에 햇볕이 직사하여 따갑고 열기(熱氣)보다 한기(寒氣)가 강하여 숙살(肅殺)하는 기운이 성하므로 폭급(暴急)하고 강렬한 「화(火)」를 얻어 술월(戌月)에 상화(相火)의 특성이 나타나므로 소양(少陽)이 상화(相火)를 주관하게 됩니다.

5. 태음(太陰)의 명의(名義)와 자월(子月)

태음(太陰)의 명의(名義)와 자월(子月)의 기후는 어떤 연관성이 있습니까?

자월(子月)은 한겨울로 대설(大雪)과 동지(冬至)의 절기(節氣)가 있고, 동지(冬至)는 밤의 길이가 가장 길고 태양이 가장 짧아 음기(陰氣)가 많으므로 태음(太陰)이라 합니다.

대설(大雪)에 초목(草木)의 잎이 떨어져 가지만 남고, 대지(大地)는 황량하고 매서운 북풍만 몰아치며, 하천(河川)의 물은 얼고

큰 눈이 내려 눈이 많이 쌓이고 음기(陰氣)가 더 이상 진행하지 않는 시기입니다.

동지(冬至)는 음기(陰氣)가 극(極)에 달하여 양기(陽氣)가 생기지만 초목(草木)은 앙상한 가지만 남고, 찬바람이 많이 불어 대지(大地)도 얼어붙고 하천(河川)도 결빙(結氷)되며, 사람도 풍한(風寒)의 사기(邪氣)에 감촉(感觸)되어 상한병(傷寒病)이 많은 시기입니다.

그러므로 태음(太陰)은 자월(子月 ; 大雪, 冬至)에 배속되어 대설(大雪)에 눈이 많이 내려 대지(大地)가 눈으로 덮여 있어 한습(寒濕)이 성(盛)하므로 「습(濕)」을 얻습니다. 그리고 동지(冬至)에 밤의 길이가 제일 길고 일양(一陽)이 생(生)하여 토기(土氣)가 생기기 시작하므로 「토(土)」를 얻어 자월(子月)에 한습(寒濕)과 토(土)의 특성이 나타나므로 태음(太陰)이 습토(濕土)를 주관하게 됩니다.

6. 궐음(厥陰)의 명의(名義)와 진월(辰月)

궐음(厥陰)의 명의(名義)와 진월(辰月)의 기후는 어떤 연관성이 있습니까?

진월(辰月)은 늦봄으로 청명(淸明)과 곡우(穀雨)의 절기(節氣)가 있는데, 이때는 음기(陰氣)가 거의 없어지고 양기(陽氣)가 성(盛)하는 시기로 음기(陰氣)는 그림자만 남게 되어 궐음(厥陰)이라 하고, 궐(厥)은 단(短)의 의미로 음(陰)이 거의 가 버리고 짧게 남았음을 뜻합니다.

청명(淸明)에 초목(草木)은 소생하여 진액(津液)이 한층 상승하고, 곤충도 나오며, 철새도 돌아오는 시기입니다.

곡우(穀雨)에는 비가 자주 내려 하천(河川)에 물이 많이 흐르고, 날씨는 화창(和暢)하여 아지랑이가 나타나며, 낮이 길고 밤이 짧지만 조석(朝夕)으로는 한기(寒氣)가 남아 있어 궐음(厥陰)을 상징합니다.

그러므로 궐음(厥陰)은 진월(辰月 ; 淸明, 穀雨)에 배속되어 청명(淸明)에 양기(陽氣)가 많이 성(盛)하고, 따뜻한 바람이 많이 불어 초목(草木)의 진액(津液)이 상승하므로 「풍(風)」을 얻습니다. 그리고 곡우(穀雨)에 낮이 길고 밤이 짧아 순양무음(純陽無陰)을 앞에 두고 있어 목기(木氣)가 성(盛)하여 초목(草木)의 새싹이 나오므로 「목(木)」을 얻어 진월(辰月)에 풍(風)과 온기(溫氣)와 목(木)의 특성이 나타나므로 궐음(厥陰)이 풍목(風木)을 주관하게 됩니다.

7. 소음(少陰)의 명의(名義)와 해월(亥月)

소음(少陰)의 명의(名義)와 해월(亥月)의 기후는 어떤 연관성이 있습니까?

해월(亥月)은 초겨울로 입동(立冬)과 소설(小雪)의 절기(節氣)가 있고, 얼음이 얼기 시작하고 순음무양(純陰無陽)의 시기로 한겨울을 앞에 두고 있어 음기(陰氣)는 나타나지만 그 힘이 약하므로 소음(少陰)이라 합니다.

입동(立冬)은 음기(陰氣)가 끝까지 하강하고 양기(陽氣)가 없는 순음무양(純陰無陽)의 시기로 지하수(地下水)는 따뜻하고, 지표수(地表水)는 차서 얼기 시작하며, 초목(草木)의 낙엽은 지고 진액(津液)이 뿌리로 하강하는 시기입니다. 소설(小雪)에는 눈이 내리기 시작하고, 초목(草木)은 진액(津液)이 말라 잎은 모두 떨어지고 앙상한 가지만 남으며, 철새의 이동도 모두 마치고, 아직 얼지 않은 강과 호수에는 철새가 놀고 기러기 떼가 창공으로 지나가고 학(鶴)이 있는 것을 볼 수 있는 시기입니다.

그러므로 소음(少陰)은 해월(亥月 ; 立冬, 小雪)에 배속되어 입동(立冬)에 음기(陰氣)는 표부(表部)에 있고 양기(陽氣)는 이부(裏部)에 있어 화기(火氣)기 지하에 내장(內藏)되어 온기(溫氣)로 만물을 보호하고 있으므로 군주(君主)에서 「군(君)」을 얻습니다. 그리고 소설(小雪)에 눈이 내려 초목(草木)은 진액(津液)이 뿌리에 내장되어 따뜻한 온기(溫氣)로 생명을 유지시키므로 「화(火)」를 얻어 해월(亥月)에 군화(君火)의 특성이 나타나므로 소음(少陰)이 군화(君火)를 주관하게 됩니다.

8. 소음(少陰)이 신월(申月)에서 해월(亥月)로 옮긴 이유

『내경(內經)』에서 소음(少陰)이 해월(亥月)에 배속된 이유는 무엇입니까?

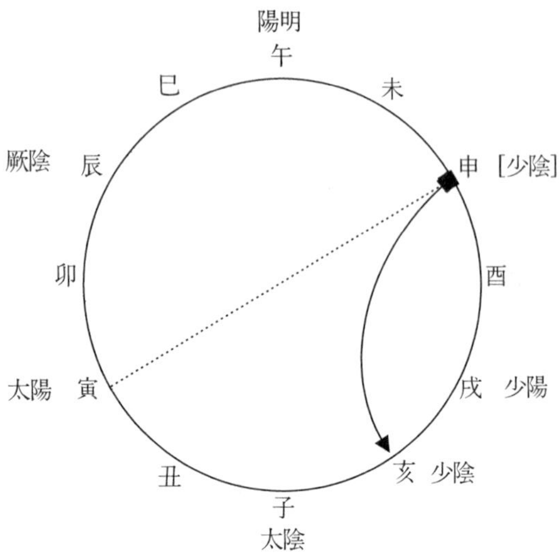

〈신월(申月)에서 해월(亥月)로의 소음(少陰) 이동〉

【신자진(申子辰) 수국(水局)과 소음(少陰)】

삼합오행(三合五行)에서 화·수·목·금(火·水·木·金)은 모두 토(土)의 영향을 받아 생성됩니다. 삼음(三陰)을 형성하는 수(水)는 신자진(申子辰) 삼합(三合)이고, 신금(申金)은 금생수(金生水)의 역리(易理)로 자수(子水)를 생(生)하지만 진토(辰土)가 토극수(土克水)의 역리(易理)로 수(水)의 기운을 약(弱)하게 하므로 삼음(三陰)의 기운도 약(弱)하게 됩니다.

그러므로 신자진(申子辰) 수(水)의 기운을 돕기 위하여 소음(少陰)을 해월(亥月)에 배속시켜 약해진 삼음(三陰)의 결점을 보완하였습니다.

【인신(寅申) 소양(少陽)과 신월(申月)의 소음(少陰)】

지지(地支) 상충오행(相沖五行)의 성질은 대립하면서 조화를 이루므로 신월(申月)은 인신(寅申) 소양상화(少陽相火)가 생성되는 곳이고, 삼합오행(三合五行)의 화국(火局)에서 신월(申月)은 소음군화(少陰君火)의 자리가 됩니다.

소음군화(少陰君火)는 인신(人身)에서 가장 중요한 화(火)이고, 소양상화(少陽相火)는 소음군화(少陰君火)를 보필하는 화(火)이므로 상화(相火)는 군화(君火)를 보호하는 것이 제일 큰 임무가 됩니다.

그러므로 소음(少陰)이 신월(申月)에 배속되어 있으면 소음군화(少陰君火)의 영향 때문에 인신(寅申) 소양상화(少陽相火)의 활동이 위축되므로 소음(少陰)이 순음무양(純陰無陽)의 해월(亥月)에 배속되어 술월(戌月)에 있는 소양(少陽)의 보호를 받게 됩니다.

【해월(亥月)의 순음무양(純陰無陽)과 소음군화(少陰君火)】

해월(亥月)은 1년의 무극(無極)이 있는 달(月)로 태극(太極) 운동을 잉태하고, 순음무양(純陰無陽)의 어둡고 은밀한 곳입니다. 다음 달인 자월(子月)에는 동지(冬至)가 있어 일양(一陽)이 생(生)하므로 해월(亥月)은 소음군화(少陰君火)의 덕(德)을 베풀기 좋은 곳이 됩니다.

소음(少陰)을 순음무양(純陰無陽)의 가장 어둡고 은밀한 곳인 해월(亥月)에 배속시킨 이유는 술월(戌月)에 있는 소양상화(少陽相火)의 기운을 받고 동지(冬至)에 생(生)하는 양기(陽氣)를 소음군화(少陰君火)의 힘으로 돕기 위한 것입니다.

그러므로 인신(人身)의 생명을 영위하는 근본이 태극(太極)이 생성되는 무극(無極)에 근거하고 있음을 나타내기 위하여, 소음(少陰)을 해월(亥月 ; 無極)에 배속시켜 소음군화(少陰君火)가 생명의 근원임을 표명한 것으로 볼 수 있습니다.

【인신(人身)의 오화(五火)】

소음군화(少陰君火)가 행하는 일은 은밀하여 잘 보이지 않고, 인신(人身)의 오화(五火) 중에서 군화(君火)를 제외한 소양상화(少陽相火), 혈(血)의 복화(伏火), 방광(膀胱)의 민화(民火), 삼초(三焦)의 화(火 ; 流動)는 모두 군화(君火)를 위해 활동합니다.

9. 소음(少陰)과 무극(無極)

육경(六經)의 소음(少陰)이 무극(無極)인 해월(亥月)에 있는 이치를 어떻게 이해합니까?

육경(六經)의 월별(月別) 배속에서 태양(太陽)은 인월(寅月)에 속하고, 양명(陽明)은 오월(午月)에 속하며, 소양(少陽)은 술월(戌月)에 속하므로 삼양경(三陽經)은 인오술(寅午戌) 삼합(三合)의 화국(火局)에 배속하였습니다. 그러나 삼음경(三陰經)에서 태음(太陰)은 자월(子月)에 속하고, 소음(少陰)은 해월(亥月)에 속하며, 궐음(厥陰)은 진월(辰月)에 속하므로 신자진(申子辰) 삼합(三合)의 수국(水局)과는 달리 소음(少陰)이 신월(申月)에 배속되어 있지 않습니다.

8육경(六經)에서 소음(少陰)은 군화(君火)로 인신(人身)의 생명 활동에 가장 중요한 화(火)이므로 인신(人身)의 전체적인 조화를 관장하게 되어 있습니다. 그러므로 소음(少陰)이 1년의 무극(無極)에 해당하고 순음무양(純陰無陽)인 해월(亥月)에 배속되어 순음(純陰)에서 소음군화(少陰君火)가 일어나는 것을 암시하고 있다고 볼 수 있습니다.

무극(無極)의 기운으로부터 생명의 근원인 진양(眞陽)이 생성되는 이치 때문에, 인신(人身)의 조화(造化)는 순음무양(純陰無陽)의 무극(無極)인 해월(亥月)에 배속되어 있는 소음군화(少陰君火)에 근거하고 있습니다.

제6절 육경(六經)의 성질(性質)

<table>
<tr><td rowspan="3">삼양(三陽)
이괘(離卦)</td><td>태양(太陽)
감(坎)</td><td>중남(中男)
양(陽)</td><td>진술
(辰戌)</td><td>양지지
(陽地支)</td><td rowspan="3">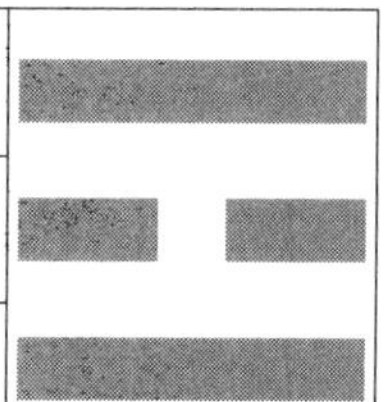</td></tr>
<tr><td>양명(陽明)
태(兌)</td><td>소녀(少女)
음(陰)</td><td>묘유
(卯酉)</td><td>음지지
(陰地支)</td></tr>
<tr><td>소양(少陽)
진(震)</td><td>장남(長男)
양(陽)</td><td>인신
(寅申)</td><td>양지지
(陽地支)</td></tr>
<tr><td rowspan="3">삼음(三陰)
감괘(坎卦)</td><td>태음(太陰)
이(離)</td><td>중녀(中女)
음(陰)</td><td>축미
(丑未)</td><td>음지지
(陰地支)</td><td rowspan="3">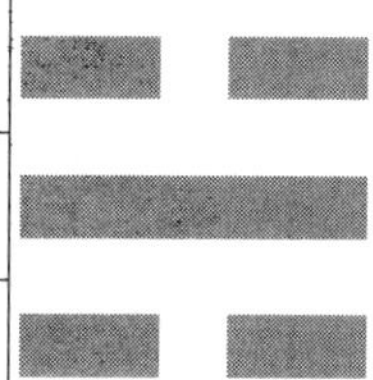</td></tr>
<tr><td>소음(少陰)
간(艮)</td><td>소남(少男)
양(陽)</td><td>자오
(子午)</td><td>양지지
(陽地支)</td></tr>
<tr><td>궐음(厥陰)
손(巽)</td><td>장녀(長女)
음(陰)</td><td>사해
(巳亥)</td><td>음지지
(陰地支)</td></tr>
</table>

〈삼음삼양(三陰三陽)의 근원(根源)〉

1. 진술(辰戌) 태양한수(太陽寒水)의 성질

진술(辰戌) 태양한수(太陽寒水)의 성질(性質)과 지지(地支)는 어떤 연관성이 있습니까?

진(辰)과 술(戌)은 양토(陽土)인데 상합(相合)하여 한수(寒水)가 되는 것은 양토(陽土)는 포태법(胞胎法)으로 감수(坎水)와 포(胞)가 같기 때문입니다. 그러므로 태양(太陽)은 양토(陽土)를 근원으로 한 한수(寒水)의 성질을 가지게 됩니다.

진월(辰月)의 괘상(卦象 ; 澤天夬)은 음(陰)이 한 개 남아 순양(純陽)을 앞두고 있고, 술월(戌月)의 괘상(卦象 ; 山地剝)은 양(陽)이 한 개 남아 순음(純陰)을 앞두고 있으므로 진술(辰戌)은 음양(陰陽)의 변화를 상징하고 있습니다.

그러므로 태양(太陽)은 인월(寅月)에서부터 술월(戌月)까지를 주관하고 춘(春)·하(夏)·추(秋) 세 계절의 기운을 내장(內藏)하고 있어 거양(巨陽)이 됩니다. 태양(太陽)이 한수(寒水)를 상징하고, 상한병(傷寒病)의 태양증(太陽證)에 많은 변화가 나타나는 것도 태양(太陽)이 거양(巨陽)으로 춘(春)·하(夏)·추(秋)의 기운을 갖고 있기 때문입니다.

2. 묘유(卯酉) 양명조금(陽明燥金)의 성질

묘유(卯酉) 양명조금(陽明燥金)의 성질(性質)과 지지(地支)는 어떤 연관성이 있습니까?

묘(卯)는 음목(陰木)으로 음금(陰金)의 포(胞)가 되며 경칩(驚蟄)과 춘분(春分) 절기의 온기(溫氣)가 만물을 소생케 하는 화(火)의 의미를 갖고 있습니다.

유(酉)는 음금(陰金)으로 음목(陰木)의 포(胞)가 되어 추분(秋分)과 백로(白露) 절기(節氣)의 양기(凉氣)가 만물을 소멸케 하는 금(金)의 의미를 갖고 있습니다.

묘(卯)는 봄의 온기(溫氣)와 밝은 기운을 상징하고, 유(酉)는 가을의 따가운 조기(燥氣)와 서늘한 양기(凉氣)를 상징하므로 묘유(卯酉)는 조금(燥金)의 성질을 갖고 있으면서 목(木)의 기운을 내포하고 있습니다.

묘월(卯月)의 괘상(卦象 ; 雷天大壯)은 사양(四陽)이 상승하여 지표(地表)로 나와 춘분(春分)의 기운이 되고, 유월(酉月)의 괘상(卦象 ; 風地觀)은 사음(四陰)이 하강하여 지상(地上)에 양기(凉氣)가 많아져 추분(秋分)의 기운이 되므로 묘유(卯酉)는 양명(陽明)의 조금(燥金)을 상징합니다.

3. 인신(寅申) 소양상화(少陽相火)의 성질

인신(寅申) 소양상화(少陽相火)의 성질(性質)과 지지(地支)는 어떤 연관성이 있습니까?

인월(寅月)은 양목(陽木)으로 금(金)의 포(胞)가 되며, 초봄의 화(火)를 상징하고, 이때는 아침저녁으로는 아직 춥고 낮에는 따가운 햇빛으로 더운 기운이 생깁니다.

신월(申月)은 조금(燥金)으로 목(木)의 포(胞)가 되며 초가을의 아침저녁에는 시원한 기운이 돌고 낮에는 여름과 같이 덥습니다.

인월(寅月)과 신월(申月) 사이는 화기(火氣)가 계속되므로 상화(相火)를 나타내고, 인월(寅月)의 낮 기운인 화기(火氣)와 신월(申月)의 아침저녁 기운인 양기(凉氣)는 갑자기 나타나는 기운이므로 폭급(暴急)함을 비유하여 소양상화(少陽相火)의 성질을 나타내고 있습니다.

인월(寅月)의 괘상(卦象 ; 地天泰)은 반음반양(半陰半陽)이 되고, 신월(申月)의 괘상(卦象 ; 天地否)도 반음반양(半陰半陽)이 되어 인월(寅月)과 신월(申月)은 음양(陰陽)의 기운이 반반으로 동일하고, 인월(寅月)은 한(寒)이 온(溫)으로 변화하는 시기이며, 신월(申月)은 열(熱)이 양(凉)으로 변화하는 시기이므로 소양(少陽)의 상화(相火)를 상징합니다.

4. 축미(丑未) 태음습토(太陰濕土)의 성질

축미(丑未) 태음습토(太陰濕土)의 성질(性質)과 지지(地支)는 어떤 연관성이 있습니까?

축(丑)과 미(未)는 음토(陰土)인데 상합(相合)하여 습토(濕土)가 되는 것은 음토(陰土)는 포태법(胞胎法)으로 이화(離火)와 포(胞)가 같기 때문입니다. 그러므로 태음(太陰)은 음토(陰土)를 근원으로 하는 습토(濕土)의 성질을 가지게 됩니다.

축월(丑月)의 괘상(卦象 ; 地澤臨)은 이양(二陽)이 상승하지만 아직은 소한(小寒)과 대한(大寒)이 있어서 1년 중에서 가장 춥고, 미월(未月)의 괘상(卦象 ; 天山遯)은 이음(二陰)이 하강하지만 아직은 소서(小暑)와 대서(大暑)가 있고 장하(長夏)에 장마가 있어 1년 중에서 가장 열(熱)하고 다습(多濕)한 달[月]입니다.

그러므로 축월(丑月)의 한(寒)과 미월(未月)의 열(熱)이 상합하여 한습(寒濕)과 습열(濕熱)로 태음(太陰)의 습토(濕土)를 상징합니다.

5. 자오(子午) 소음군화(少陰君火)의 성질

자오(子午) 소음군화(少陰君火)의 성질(性質)과 지지(地支)는 어떤 연관성이 있습니까?

자월(子月)은 동지(冬至)가 있어 일양(一陽)이 생(生)하므로 양(陽)의 근거지가 되고, 오월(午月)은 하지(夏至)가 있어 일음(一陰)이 생(生)하므로 음(陰)의 근거지가 됩니다. 자오(子午)는 천지(天地)의 중분선으로 한열(寒熱)의 근원지가 되므로 만물이 필요로 하는 음양(陰陽)을 계속 제공하게 되어 소음(少陰)의 군화(君火)를 나타냅니다. 자월(子月)의 괘상(卦象 ; 地雷復)은 일양(一陽)이 생(生)하고, 오월(午月)의 괘상(卦象 ; 天風姤)은 일음(一陰)이 생(生)하며, 자오(子午)는 음양(陰陽)의 근원지가 되므로 소음(少陰)의 군화(君火)를 상징합니다.

6. 사해(巳亥) 궐음풍목(厥陰風木)의 성질

사해(巳亥) 궐음풍목(厥陰風木)의 성질(性質)과 지지(地支)는 어떤 연관성이 있습니까?

사월(巳月)은 수(水)의 포(胞)가 되고, 해월(亥月)은 화(火)의 포(胞)가 되어 사해(巳亥)는 수화(水火)가 포(胞)하는 달로 수화(水火)를 잉태하여 음양(陰陽)의 변화를 나타내는 근원이 됩니다. 천지(天地)가 동(動)하여 풍(風)으로 만물(萬物)에 천지(天地)의 덕(德)을 전달하므로 사해(巳亥)가 궐음풍목(厥陰風木)이 됩니다.

사월(巳月)은 순양무음(純陽無陰 ; 重天乾)으로 양극반음(陽極反陰)의 변화를 상징하는 풍(風)을 나타내고, 해월(亥月)은 순음무양(純陰無陽 ; 重地坤)으로 음극반양(陰極反陽)의 변화를 상징하는 풍(風)을 나타내므로 사해(巳亥)가 궐음(厥陰)의 풍목(風木)을 상징합니다.

궐(厥)은 음양(陰陽)의 그림자만 남아 있음을 상징하고, 궐음(厥陰)은 사화(巳火)와 해수(亥水)의 변화가 근본을 이루어 성질은 풍(風)이지만 수화(水火)를 내포하고 있으므로 풍병(風病)이 변화가 많게 됩니다.

제 7 절 육경(六經)의 기혈다소(氣血多少)

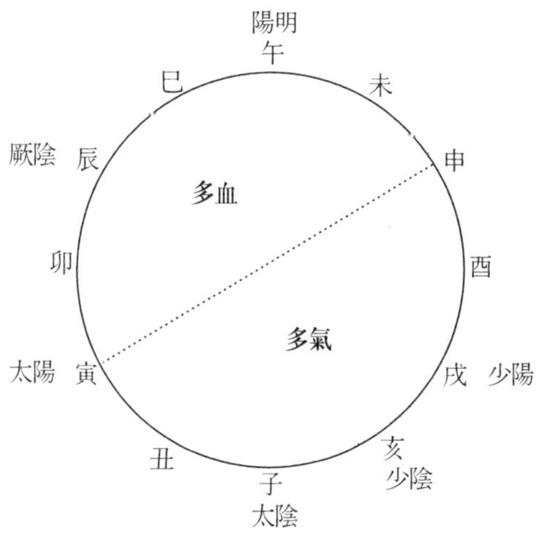

〈육경(六經)의 기혈다소(氣血多少)〉

1. 기혈다소(氣血多少)의 기준

인신(寅申)으로 기혈다소(氣血多少)의 기준(基準)을 정하는 이유는 무엇입니까?

기혈다소(氣血多少)는 기후의 한열(寒熱) 변화에 따라 개천에 흐르는 물의 양이 변화하는 것을 기준으로 하여 제정된 것입니다. 기(氣)는 한열(寒熱)의 차등(差等)을 상징하고, 혈(血)은 한열(寒熱)의 변화에 따라 흐르는 물의 양을 상징한 것입니다.

자월(子月)에 일양(一陽)이 시생(始生)하여 양기(陽氣)가 지표로 솟아오르는 인월(寅月)과 양기(陽氣)가 지하(地下)로 내려가는 신월(申月)을 기준으로 한열(寒熱)의 변화에 따른 물의 변화를 관찰하여 기혈다소(氣血多少)를 나눈 것입니다.

인월(寅月)에서 신월(申月) 사이는 대지(大地)가 따뜻하여 한기(寒氣)가 적고 열기(熱氣)가 많아져서 개천의 물이 많이 흐르므로 소기다혈(少氣多血)에 속하고, 신월(申月)에서 인월(寅月) 사이는 대기(大氣)가 서늘하여 열기(熱氣)가 적고 한기(寒氣)가 많아 개천의 물이 마르기 시작하여 건조(乾燥)되는 시기이므로 다기소혈(多氣少血)에 속합니다.

2. 기혈(氣血)의 구분

기혈(氣血)과 수족(手足)의 구분(區分)은 어떻게 합니까?

월(月)	육경(六經)	족(足)		수(手)	
인월 (寅月)	태양 (太陽)	족태양방광 (足太陽膀胱)	다혈 (多血)	수태양소장 (手太陽小腸)	소기 (少氣)
오월 (午月)	양명 (陽明)	족양명위 (足陽明胃)	다혈 (多血)	수양명대장 (手陽明大腸)	다기 (多氣)
술월 (戌月)	소양 (少陽)	족소양담 (足少陽膽)	소혈 (少血)	수소양삼초 (手少陽三焦)	다기 (多氣)
자월 (子月)	태음 (太陰)	족태음비 (足太陰脾)	소혈 (少血)	수태음폐 (手太陰肺)	다기 (多氣)
해월 (亥月)	소음 (少陰)	족소음신 (足少陰腎)	소혈 (少血)	수소음심 (手少陰心)	다기 (多氣)
진월 (辰月)	궐음 (厥陰)	족궐음간 (足厥陰肝)	다혈 (多血)	수궐음심포 (手厥陰心包)	소기 (少氣)

〈육경(六經)에 따른 수족(手足)의 기혈다소(氣血多少)〉

혈(血)은 1·6의 수(水)로 음(陰)이고, 기(氣)는 2·7의 화(火)로 양(陽)이며, 음(陰)은 하(下)를 주관하고 양(陽)은 상(上)을 주관하며, 음(陰)은 족(足)을 주관하고 양(陽)은 수(手)를 주관합니다. 따라서 기(氣)는 수(手)의 경락(經絡)에 배속되고 혈(血)은 족(足)의 경락(經絡)에 배속되며, 혈(血)은 혈맥(血脈)으로 통하고 기(氣)는 경락(經絡)으로 통합니다.

인신(人身)의 수경락(手經絡)은 천(天)에 속하고 양(陽)의 분야이므로 기(氣)를 주관하고, 족경락(足經絡)은 지(地)에 속하고 음(陰)의 분야이므로 혈(血)을 주관합니다.

3. 태양(太陽)의 다혈소기(多血少氣)

태양(太陽)의 다혈소기(多血少氣)는 어떻게 이해합니까?

인월(寅月)은 양기(陽氣)가 상승하여 온기(溫氣)가 생기므로 만물이 동(動)하기 시작하고, 얼어붙은 대지(大地)는 녹기 시작하여 개천에 물의 양이 조금씩 많아지는 시기입니다.

그러므로 인월(寅月)에 배속된 태양(太陽)은 다혈소기(多血少氣)를 주관하게 되는데, 수태양소장(手太陽小腸)은 소기(少氣)를 주관하고 족태양방광(足太陽膀胱)은 다혈(多血)을 주관하게 됩니다.

4. 양명(陽明)의 다혈다기(多血多氣)

양명(陽明)의 다혈다기(多血多氣)는 어떻게 이해합니까?

오월(午月)은 하지(夏至)가 있어 일음(一陰)이 생(生)하여 한기(寒氣)가 하강하기 시작하고, 양명(陽明)은 계절 배속에서 가을에 속하여 조기(燥氣)가 성하므로 다기소혈(多氣少血)이 되어야 합니다.

그러나 만물(萬物)은 육기(六氣)의 기운을 받아 생장화수장(生長化收藏)하고, 육기(六氣)는 태양의 열기(熱氣)가 없으면 천지(天地)가 동(動)하여도 생성되지 않습니다.

오월(午月)에는 낮의 길이가 가장 길어 태양의 덕(德)을 1년 중에서 가장 많이 받게 됩니다. 그러므로 인신(人身)도 태양의 덕(德)을 많이 받기 위하여 오월(午月)에 배속된 양명(陽明)이 다혈다기(多血多氣)를 주관하게 되는데, 수양명대장(手陽明大腸)은 다기(多氣)를 주관하고 족양명위(足陽明胃)는 다혈(多血)을 주관하게 됩니다.

5. 소양(少陽)의 다기소혈(多氣少血)

소양(少陽)의 다기소혈(多氣少血)은 어떻게 이해합니까?

술월(戌月)은 지상(地上)으로 음기(陰氣)가 많이 하강하여 양기(凉氣)와 조기(燥氣)가 성(盛)하고, 초목의 진액(津液)도 말라 낙엽이 지며, 개천에 흐르는 물의 양이 많이 줄어든 시기입니다.

그러므로 술월(戌月)에 배속된 소양(少陽)은 다기소혈(多氣少血)을 주관하게 되는데, 수소양삼초(手少陽三焦)는 다기(多氣)를 주관하고 족소양담(足少陽膽)은 소혈(少血)을 주관하게 됩니다.

6. 태음(太陰)의 다기소혈(多氣少血)

태음(太陰)의 다기소혈(多氣少血)은 어떻게 이해합니까?

자월(子月)은 땅[地]의 중앙으로 동지(冬至)가 있어 일양(一陽)이 시생(始生)하여 땅의 열기(熱氣)가 상승하기 시작하지만 눈이 많이 내리고 대지(大地)는 얼어붙어 개천의 물이 조금씩 흐르는 시기입니다.

그러므로 자월(子月)에 배속된 태음(太陰)은 다기소혈(多氣少血)을 주관하게 되는데, 수태음폐(手太陰肺)는 다기(多氣)를 주관하고 족태음비(足太陰脾)는 소혈(少血)을 주관하게 됩니다.

7. 소음(少陰)의 다기소혈(多氣少血)

소음(少陰)의 다기소혈(多氣少血)은 어떻게 이해합니까?

해월(亥月)은 순음무양(純陰無陽)의 시기로 음기(陰氣)가 극성하여 만물이 동(動)하기 싫어하고, 조기(燥氣)도 극성(極盛)하여 개천에 흐르는 물의 양이 많이 줄어드는 시기입니다.

그러므로 해월(亥月)에 배속된 소음(少陰)은 다기소혈(多氣少血)을 주관하게 되는데, 수소음심(手少陰心)은 다기(多氣)를 주관하고 족소음신(足少陰腎)은 소혈(少血)을 주관하게 됩니다.

8. 궐음(厥陰)의 다혈소기(多血少氣)

궐음(厥陰)의 다혈소기(多血少氣)는 어떻게 이해합니까?

진월(辰月)은 지상(地上)으로 양기(陽氣)가 많이 상승하여 열기(熱氣)가 생기므로 만물이 동(動)하여 초목(草木)은 새싹이 돋고, 먼 산의 얼음도 녹아 개천에 물의 양이 많은 시기입니다.

그러므로 진월(辰月)에 배속된 궐음(厥陰)은 다혈소기(多血少氣)를 주관하게 되는데, 수궐음심포(手厥陰心包)는 소기(少氣)를 주관하고 족궐음간(足厥陰肝)은 다혈(多血)을 주관하게 됩니다.

9. 기혈다소(氣血多少)의 활용

기혈다소(氣血多少)는 육경(六經)의 치료와 어떤 관계가 있는 것입니까?

태양경(太陽經)은 다혈소기(多血少氣)하므로 혈(血)을 배출하고 기(氣)는 배출되지 않도록 합니다. 양명경(陽明經)은 다혈다기(多血多氣)하므로 혈(血)과 기(氣)를 배출시켜도 무방합니다.

소양경(少陽經)은 소혈다기(少血多氣)하므로 혈(血)이 배출되지 않게 하고 기(氣)는 배출시켜도 됩니다. 태음경(太陰經)은 소혈다기(少血多氣)하므로 혈(血)이 배출되지 않게 하고 기(氣)는 배출하여도 됩니다.

소음경(少陰經)은 소혈다기(少血多氣)하므로 혈(血)이 배출되지 않게 하고 기(氣)는 배출하여도 됩니다. 궐음경(厥陰經)은 다혈소기(多血少氣)하므로 혈(血)은 배출하고 기(氣)는 배출되지 않도록 합니다.

제 8 절 육경(六經)의 개합추(開闔樞)

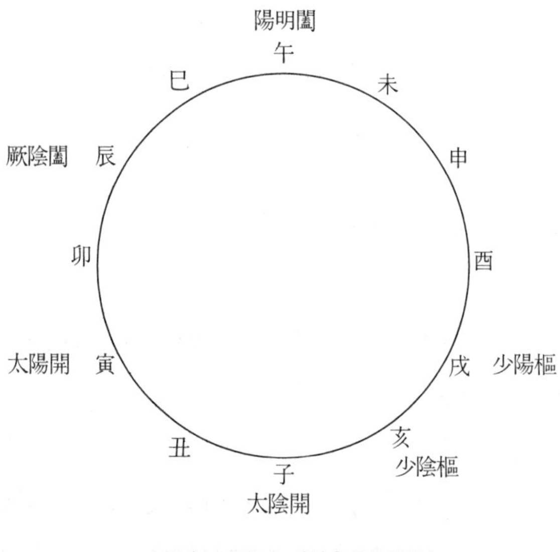

〈육경(六經)의 개합추(開闔樞)〉

1. 개합추(開闔樞)의 의미

육경(六經)의 개합추(開闔樞)는 어떤 의미가 있습니까?

천지(天地)가 동(動)하여 생긴 외부(外部)의 육기(六氣)가 폐(肺)와 피부(皮膚)의 호흡과 음식물을 통해 인신(人身)의 내부로 들어오면 이에 상응하여 내부(內部)에 육기(六氣)가 생기게 됩니다.

내부 육기(六氣)는 외부 육기(六氣)가 없으면 존재하지 못하지만 외부 육기(六氣)는 내부 육기(六氣)가 없어도 존재합니다. 외부 육기(六氣)인 흡기(吸氣)를 신기(新氣)라 하고, 내부 육기(六氣)인 호기(呼氣)를 진기(陳氣) 혹은 구기(舊氣)라 하고, 외부 육기(六氣)의 통로가 천지(天地) 공간의 육경(六經)이 되고, 내부 육기(六氣)의 통로가 인신(人身) 경맥(經脈)의 육경(六經)이 됩니다.

육기(六氣)가 통과하는 경로를 3단계로 구분하여 각각 문(門)을 달아 개문(開門)·합문(闔門)·추문(樞門)을 설정하였습니다. 기(氣)가 들어오는 문을 개문(開門)이라 하고, 기(氣)를 받아들여 일정한 시간 가두어 두는 문을 합문(闔門)이라 하며, 기(氣)가 빠져나가는 문을 추문(樞門)으로 제정하였습니다.

개문(開門)은 양기(陽氣)를 받아들이기 위하여 항상 문을 열어놓고, 합문(闔門)은 들어온 양기(陽氣)를 보존하기 위하여 일정 기간 문을 닫아 양기(陽氣)를 보호하며, 추문(樞門)은 신기(新氣)와 구기(舊氣)가 자유롭게 출입할 수 있게 개합(開闔)을 하는 문입니다.

인신(人身)은 자연에서 호흡과 음식물을 통하여 양기(陽氣)를 얻어 동(動)하므로 개(開)·합(闔)·추(樞)는 양기(陽氣)를 받아 보존하는 것을 기준으로 하여 제정하였습니다.

2. 삼음삼양(三陰三陽)의 개합추(開闔樞)

삼음삼양(三陰三陽)의 개합추(開闔樞) 배속과 전경(傳經)의 원칙은 어떻게 됩니까?

육경(六經)을 개(開)·합(闔)·추(樞)로 나누어 삼양(三陽)에서는 태양(太陽)을 개문(開門)에 배속하고, 양명(陽明)을 합문(闔門)에 배속하며, 소양(少陽)을 추문(樞門)에 배속합니다. 그리고 삼음(三陰)에서는 태음(太陰)을 개문(開門)에 배속하며, 소음(少陰)을 추문(樞門)에 배속하고, 궐음(厥陰)은 합문(闔門)에 배속합니다.

육경(六經)의 병증이 개(開)→합(闔)→추(樞)→개(開)→합(闔)→추(樞)의 순서로 전경(傳經)하는 것이 아니고, 개(開 ; 太陽)→합(闔 ; 陽明)→추(樞 ; 少陽)→개(開 ; 太陰)→추(樞 ; 少陰)→합(闔 ; 厥陰)으로 전경(傳經)합니다.

3. 태양(太陽)의 개문(開門)

태양(太陽)의 개문(開門)은 어떻게 이해합니까?

태양(太陽)이 속해 있는 인월(寅月)은 입춘(立春)과 우수(雨水)가 있어 비가 오고, 동지(冬至)에 시생(始生)한 양기(陽氣)가 삼양(三陽 ; 地天泰)으로 자라서 지상에 양기(陽氣)가 확 들어오는 시기입니다. 인신(人身)은 양기(陽氣)로 생명을 보존하기 때문에 음(陰)은 물리치고 양(陽)은 흠뻑 받을 수밖에 없고, 인월(寅月)은 포태법(胞胎法)으로 화(火)가 생(生)하여 화(火)의 기운이 밖으로 나오는 시기이므로 인월(寅月)에 속하는 태양(太陽)이 개문(開門)에 해당됩니다.

4. 양명(陽明)의 합문(闔門)

양명(陽明)의 합문(闔門)은 어떻게 이해합니까?

양명(陽明)이 속해 있는 오월(午月)은 망종(芒種)과 하지(夏至)가 있어 망종(芒種)에 마지막 파종(播種)을 마치면 그때부터 따뜻한 온기(溫氣)가 필요합니다. 그러므로 군화(君火)의 덕인 태양(太陽)의 온기(溫氣)가 1년 중 가장 많이 비치는 오월(午月)에 양기(陽氣)를 많이 받아야 하고, 앞으로 양기(陽氣)가 약해지는 것을 대비해 양기(陽氣)를 가두어 오랫동안 간직할 필요가 생깁니다.

양명(陽明)은 태양(太陽)과 소양(少陽)의 사이에 있어 밝다는 의미가 있지만, 실제로는 오월(午月)이 양기(陽氣)가 가장 많이 들어오는 때이므로 양기(陽氣)를 가두어 오랫동안 간직하라는 의미가 더 큽니다.

양명(陽明)의 역할은 양기(陽氣)를 오랫동안 간직하기 위하여 합문(闔門)이 되는 것이고, 오월(午月)은 포태법(胞胎法)에서 화(火)가 왕(旺)을 이루어 화(火)의 기운이 왕성(旺盛)한 시기이므로 오월(午月)에 속하는 양명(陽明)은 양기(陽氣)를 간직하기 위하여 합문(闔門)에 해당됩니다.

5. 소양(少陽)의 추문(樞門)

소양(少陽)의 추문(樞門)은 어떻게 이해합니까?

소양(少陽)이 속해 있는 술월(戌月)은 한로(寒露)와 상강(霜降)이 있고, 하지(夏至)에 시생(始生)한 음기(陰氣)가 오음(五陰 ; 山地剝)으로 자라 다음에 순음무양(純陰無陽)이 오기 때문에 양(陽)이 마지막으로 물러가고 음(陰)이 들어오는 것을 거부할 수 없는 시기입니다.

그러므로 술월(戌月)의 소양(少陽)은 물러가는 양기(陽氣)를 보내 주고 다가오는 음기(陰氣)도 거부할 수 없어 추문(樞門)이 됩니다. 그리고 술월(戌月)은 포태법(胞胎法)에서 화(火)가 장(葬)을 이루어 화(火)의 기운이 내장되고, 절처봉생(絶處逢生)하여 새로운 변화를 여는 시기이므로 술월(戌月)에 속하는 소양(少陽)이 추문(樞門)에 해당됩니다.

6. 태음(太陰)의 개문(開門)

태음(太陰)의 개문(開門)은 어떻게 이해합니까?

태음(太陰)이 속해 있는 자월(子月)은 대설(大雪)과 동지(冬至)가 있는데 일양(一陽 ; 地雷復)이 시생(始生)하여 양기(陽氣)가 들어오기 때문에 새로운 양기(陽氣)를 받기 위해서는 문을 활짝 열어야 합니다. 삼음(三陰)은 신자진(申子辰)의 수국(水局)으로 수(水)는 사(巳)에서 포(胞)하고 신(申)에서 생(生)이 되므로 신월(申月)이 개문(開門)이 되어야 하지만 생명이 취하려는 기운은 음기(陰氣)가 아니라 양기(陽氣)이므로 신(申)이 개문(開門)에 속하지 못합니다.

자월(子月)은 동지(冬至)가 있어 낮의 길이가 길어지기 시작하여 양기(陽氣)가 생기므로 자월(子月)에 있는 태음(太陰)은 양(陽)의 기운을 받기 위하여 문(門)을 열 수밖에 없는 시기이므로 개문(開門)에 해당되는 것입니다.

그리고 자월(子月)은 포태법(胞胎法)에서 화(火)가 태(胎)를 이루어 화(火)의 기운이 잉태(孕胎)되는 시기이므로 자월(子月)에 속하는 태음(太陰)이 개문(開門)에 해당됩니다.

7. 궐음(厥陰)의 합문(闔門)

궐음(厥陰)의 합문(闔門)은 어떻게 이해합니까?

궐음(厥陰)이 속해 있는 진월(辰月)은 청명(淸明)과 곡우(穀雨)가 있는데 양기(陽氣)가 왕성하여 음기(陰氣)가 거의 물러가고 조금 남아 있는 시기로 양기(陽氣)가 계속 들어올 것이기 때문에 음(陰)의 문(門)은 필요가 없어서 닫아 버리게 됩니다.

진월(辰月)은 포태법(胞胎法)에서 화(火)가 대(帶)를 이루어 화(火)의 기운이 용솟음치고 왕성해 가는 시기이므로 진월(辰月)에 속하는 궐음(厥陰)이 합문(闔門)에 해당됩니다.

8. 소음(少陰)의 추문(樞門)

소음(少陰)의 추문(樞門)은 어떻게 이해합니까?

소음(少陰)이 속해 있는 해월(亥月)은 입동(立冬)과 소설(小雪)이 있고, 순음무양(純陰無陽 ; 重地坤)의 시기로 음기(陰氣)와 조기(燥氣)가 극성(極盛)하여 음기(陰氣)가 빠져나갑니다. 그리고 다음 달에는 동지(冬至)가 있는데 일양(一陽)이 시생(始生)하여 양기(陽氣)가 들어오는 시기로 음기(陰氣)와 양기(陽氣)가 자유롭게 출입합니다. 그러므로 음문(陰門)의 여닫이가 쉽습니다.

해월(亥月)은 포태법(胞胎法)에서 화(火)가 포(胞)를 이루어 화(火)의 기운이 포태(胞胎)하는 시기이므로 해월(亥月)에 속하는 소음(少陰)이 추문(樞門)에 해당됩니다.

신월(申月)은 입추(立秋)와 처서(處暑)가 있고, 음기(陰氣)가 하강하고 양기(陽氣)도 성(盛)하므로 음양(陰陽)의 출입을 위해 추문(樞門)이 필요하게 되며, 포태법(胞胎法)에서 화(火)가 병(病)이 되어 양기(陽氣)가 줄어들고 음기(陰氣)는 외부로 나오게 되므로 소음(少陰)이 추문(樞門)에 해당됩니다.

제9절 육경(六經)의 순환(循環)과 작용

1. 육경(六經)의 순환

육경(六經)의 순환(循環)에는 어떠한 규율이 있습니까?

인신(人身)의 생명활동은 수화(水火)의 작용으로 영위되고 있으며, 수화(水火)의 작용을 주도하는 것은 심(心)·신(腎)이 행하는 수승화강(水升火降)입니다. 천지(天地)의 수승화강(水升火降)은 천지(天地)의 중분선인 자오선(子午線)을 기준으로 하여 동지에 일양(一陽)이 시생(始生)하고 하지(夏至)에 일음(一陰)이 시생(始生)하는 것에서 시작합니다. 수승(水升)은 음기(陰氣)가 극성(極盛)하여 음중(陰中)에서 양(陽)이 생기는 것이고, 화강(火降)은 양

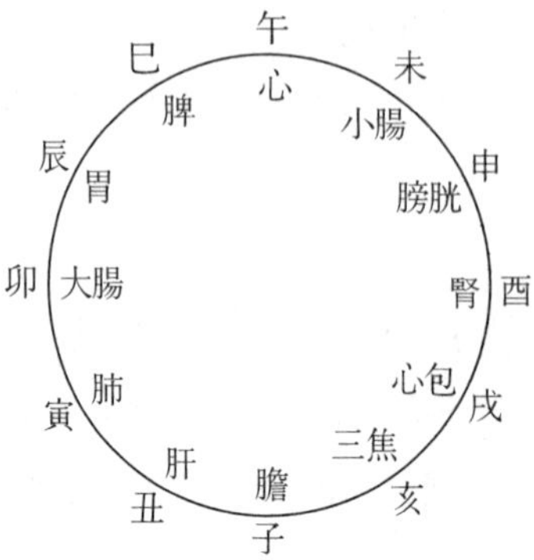

〈12정경(正經)의 유주(遊走)〉

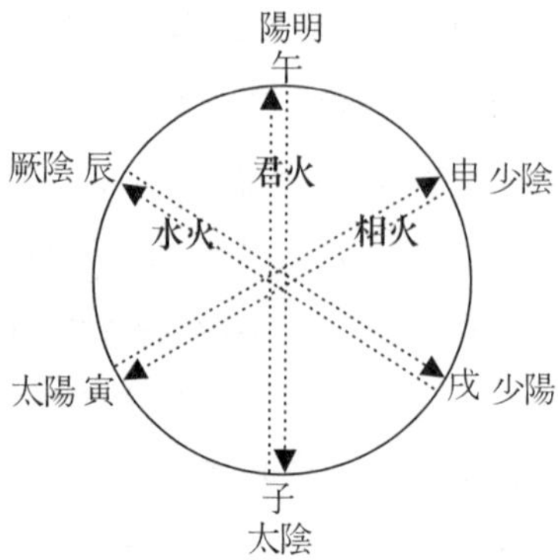

〈육경(六經)에서 화(火)의 경로(經路)〉

기(陽氣)가 극성하여 양중(陽中)에서 음(陰)이 생기는 것입니다.

그러므로 수승(水升)은 동지(冬至)에 있는 감괘(坎卦)의 중효(中爻)가 동(動)하는 작용에서 시작하고, 화강(火降)은 하지(夏至)에 있는 이괘(離卦)의 중효(中爻)가 동(動)하는 작용에서 시작합니다.

육경(六經)의 순환은 동지(冬至)에 일양(一陽)이 생(生)하는 것을 기준으로 하고, 양기(陽氣)가 동(動)하는 것은 크게 자오(子午)의 경로(經路)와 인신(寅申)의 경로(經路)와 진술(辰戌)의 경로(經路)로 나눌 수 있습니다. 극음(極陰)에서 양(陽)이 생(生)하는 것을 기준으로 하기 때문에 삼음(三陰)에서 삼양(三陽)으로 순환하는 것이 원칙이 됩니다.

인신(人身)의 육경(六經)도 천지(天地)의 육경(六經)에 상응하므로 음양(陰陽)이 시생(始生)하는 자오(子午)에서 출발하여 음양(陰陽)이 지표에 나타나는 인신(寅申)을 거쳐 순음(純陰), 순양(純陽)이 되는 진술(辰戌)의 순서로 순환합니다.

따라서 인신(人身)의 경락(經絡)은 천기(天氣)를 호흡하는 수태음폐(手太陰肺)에서 출발하여 수경(手經)과 족경(足經)의 순서로 유주(流走)합니다.

육경(六經)의 순환은 양기(陽氣)를 기준으로 시작하여 군화(君火) → 상화(相火) → 수화(水火)의 순서로 유주(流走)하고, 자오선(子午線)은 군화(君火)의 선(線)으로 군화(君火)의 덕(德)이 시작되어서 펼쳐 나가는 것이며, 인신선(寅申線)은 상화(相火)의 선(線)으로 군화(君火)를 보필하는 것이고, 진술선(辰戌線)은 태양(太陽)의 선(線)으로 거양(巨陽)의 양기(陽氣)를 보내 주는 것입니다.

【자오선(子午線)】

자월(子月)은 일양(一陽)이 시생(始生)하는 곳이고, 오월(午月)은 일음(一陰)이 시생(始生)하는 곳이며, 자오(子午)는 소음(少陰)의 군화(君火)가 되므로 자오선(子午線)은 군화(君火)가 동(動)하는 선(線)이 됩니다. 그러므로 자월(子月)에 배속된 태음(太陰)과 오월(午月)에 배속된 양명(陽明)의 기운이 표리(表裏)의 관계를 이루어 제일 먼저 상교(相交)하면 자오소음군화(子午少陰君火)의 기운이 태음(太陰)과 양명(陽明)으로 전합니다.

따라서 자(子)의 태음(太陰)이 오(午)의 양명(陽明)으로 순환하고, 오(午)의 양명(陽明)이 자(子)의 태음(太陰)으로 순환하는 것은 자오(子午)의 기운이 상통(相通)하여 서로 한 번씩 기운이 교류되는 것을 나타내고 있습니다.

인신의 경락(經絡)에서 보면 수태음폐경(手太陰肺經) → 수양명대장경(手陽明大腸經) → 족양명위경(足陽明胃經) → 족태음비경(足太陰脾經)의 순서로 유주합니다.

【인신선(寅申線)】

인월(寅月)은 삼양(三陽 ; 地天泰)이 동(動)하여 상승하는 곳이고, 신월(신월 ; 天地否)은 삼음(三陰)이 동(動)하여 하강하는 곳이며, 인신(寅申)은 소양(少陽)의 상화(相火)가 되므로 인신선(寅申線)은 상화(相火)가 동(動)하는 선(線)이 됩니다. 그러므로 인월(寅月)에 배속된 태양(太陽)과 신월(申月)에 배속된 소음(少陰)의 기운이 표리(表裏)의 관계를 이루어 제일 먼저 상교(相交)하면 인신소양상화(寅申少陽相火)의 기운이 태양(太陽)과 소음(少陰)으로 전합니다.

따라서 신(申)의 소음(少陰)이 인(寅)의 태양(太陽)으로 순환하고, 인(寅)의 태양(太陽)이 신(申)의 소음(少陰)으로 순환하는 것은 인신(寅申)의 기운이 상통(相通)하여 서로 한 번씩 기운이 교류되는 것을 나타내고 있습니다.

인신의 경락(經絡)에서 보면 수소음심경(手少陰心經) → 수태양소장경(手太陽小腸經) → 족태양방광경(足太陽膀胱經) → 족소음신경(足少陰腎經)의 순서로 유주합니다.

【진술선(辰戌線)】

진월(辰月)은 오양(五陽 ; 澤天夬)이 상승하여 화기(火氣)가 성(盛)하는 곳이고, 술월(戌月)은 오음(五陰 ; 山地剝)이 하강하여 수기(水氣)가 성(盛)하는 곳입니다. 그리고 진술(辰戌)은 화기(火氣)와 수기(水氣)가 성(盛)하고 태양(太陽)의 한수(寒水)가 되므로 진술선(辰戌線)은 수화(水火)가 성(盛)하는 선(線)이 됩니다. 그러므로 진월(辰月)에 배속된 궐음(厥陰)과 술월(戌月)에 배속(配屬)된 소양(少陽)의 기운이 표리(表裏)의 관계를 이루어 제일 먼저 상교

(相交)하면 진술태양한수(辰戌太陽寒水)에서 거양(巨陽 ; 太陽)의 화(火) 기운이 궐음(厥陰)과 소양(少陽)으로 전합니다.

따라서 진(辰)의 궐음(厥陰)이 술(戌)의 소양(少陽)으로 순환하고, 술(戌)의 소양(少陽)이 진(辰)의 궐음(厥陰)으로 순환하는 것은 진술(辰戌)의 기운이 상통(相通)하여 서로 한 번씩 기운이 교류되는 것을 나타내고 있습니다.

인신의 경락(經絡)에서 보면 수궐음심포경(手厥陰心包經) → 수소양삼초경(手少陽三焦經) → 족소양담경(足少陽膽經) → 족궐음간경(足厥陰肝經)의 순서로 유주합니다.

2. 태양(太陽)의 작용과 감괘(坎卦)

태양(太陽)의 작용을 감괘(坎卦)의 역리(易理)로 이해할 수 있습니까?

外	手	子 戌 申	手太陽	小腸	火	離	☲	巳 未 酉
內	足	午 辰 寅	足太陽	膀胱	水	坎	☵	午 辰 寅

〈태양(太陽)과 감괘(坎卦)〉

태양(太陽)에 속하는 감괘(坎卦)는 북방에 위치하여 한수(寒水)를 주관하므로 태양한수(太陽寒水)가 극한(極寒)의 결빙(結氷)을 극복하고 자기의 성질을 유지하기 위해서는 지중(地中)에 있는 화(火)의 도움을 받아야 합니다.

감괘(坎卦)의 천간납갑(天干納甲)은 무토(戊土)로 화토(火土)가 동포(同胞)하여 양토(陽土)에 내장되어 있는 화기(火氣)의 보조를 받아 한수(寒水)의 결빙(結氷)을 막습니다. 그리고 감괘(坎卦)는 초효(初爻)와 4효(四爻)가 상응하여 인신소양상화(寅申少陽相火)가 되며, 2효(爻)와 5효(爻)가 상응하여 진술태양한수(辰戌太陽寒水)가 되고, 3효(爻)와 상효(上爻)가 상응하여 자오소음군화(子午少陰君火)가 됩니다.

그러므로 진술태양한수(辰戌太陽寒水)는 인신소양상화(寅申少陽相火)와 자오소음군화(子午少陰君火)의 도움을 상하(上下)에서 항상 받아 태양(太陽)이 주관하는 한수(寒水)의 결빙(結氷)을 막고 있습니다.

족태양방광(足太陽膀胱)은 한수(寒水)의 그릇에서 수화(水火)가 상교(相交)하는 곳으로 방광(膀胱)은 진액(津液)의 부(府)가 되고, 진액(津液)을 모아 소장(小腸)에 공급하면 소장(小腸)은 내부의 진액(津液)을 관장합니다. 그리고 수태양소장(手太陽小腸)은 자기가 주관하는 화(火)를 방광(膀胱)에 전달하여 방광(膀胱)이 한(寒)해지는 것을 막습니다.

따라서 방광(膀胱)은 신(腎)과 부부(夫婦)로 명문(命門)에서 화(火)를 받는다고 하지만 그 근본의 화(火)는 소장(小腸)에서 받는 것입니다.

3. 양명(陽明)의 작용과 태괘(兌卦)

양명(陽明)의 작용을 태괘(兌卦)의 역리(易理)로 이해할 수 있습니까?

		未						未
外	手	酉	手陽明	大腸	金	兌	☱	酉
		亥						亥
		丑						卯
內	足	卯	足陽明	胃	土	坤	☷	巳
		巳						未

〈양명(陽明)과 태괘(兌卦)〉

양명(陽明)에 속하는 태괘(兌卦)는 서방에 위치하여 조금(燥金)을 주관하므로 조기(燥氣)가 성(盛)하여 너무 건조해지는 것을 극복하고 자기의 성질을 유지하기 위해서 양명(陽明)은 화기(火氣)와 습기(濕氣)의 도움을 받아야 합니다.

태괘(兌卦)의 천간납갑(天干納甲)은 정화(丁火)로 화기(火氣)의 보조를 받아 양기(凉氣)를 막고, 지지납갑(地支納甲)에서 습기(濕氣)를 받아 조(燥)의 기운이 너무 강해지는 것을 막습니다. 그리고 태괘(兌卦)는 초효(初爻)와 4효(爻)가 상응하여 사해궐음풍목(巳亥厥陰風木)이 되고, 2효(爻)와 5효(爻)가 상응하여 묘유양명조금(卯酉陽明燥金)이 되며, 3효(爻)와 상효(上爻)가 상응하여 축미태음습토(丑未太陰濕土)가 됩니다.

그러므로 묘유양명조금(卯酉陽明燥金)은 사해궐음풍목(巳亥厥

陰風木)과 축미태음습토(丑未太陰濕土)의 도움으로 온기(溫氣)와 습기(濕氣)를 상하(上下)에서 항상 받아 조기(燥氣)의 극성함을 막고 있습니다.

족양명위(足陽明胃)는 조열(燥熱)의 그릇에서 음식물의 경청(輕淸)한 기운을 흡수하여 심폐(心肺)로 보내고, 숙살(肅殺)의 작용으로 수양명대장(手陽明大腸)이 진액(津液)을 주관하게 도와줍니다.

4. 소양(少陽)의 작용과 진괘(震卦)

소양(少陽)의 작용을 진괘(震卦)의 역리(易理)로 이해할 수 있습니까?

外	手	戌 申 午	手少陽	三焦	火	離	☲	巳 未 酉
內	足	辰 寅 子	足少陽	膽	木	震	☳	辰 寅 子

〈소양(少陽)과 진괘(震卦)〉

소양(少陽)에 속하는 진괘(震卦)는 동방에 위치하여 따뜻한 봄의 성질을 갖고 있어 상화(相火)를 주관하지만 봄의 온기(溫氣)에는 아직 한기(寒氣)가 많습니다. 그러므로 소양상화(少陽相火)가 군화(君火)를 위하여 항상 동(動)할 능력을 유지하기 위해서는 다른 화기(火氣)의 도움을 받아야 하고, 소양(少陽)의 폭급(暴急)한 화기(火氣)가 망동(妄動)하지 못하게 다른 기운의 조절도 받아야 합니다.

진괘(震卦)의 천간납갑(天干納甲)은 경금(庚金)으로 가을의 숙살(肅殺)한 기운을 갖게 되고, 한편으로 상화(相火)의 망동(妄動)을 막으며, 지지납갑(地支納甲)에서 다른 화기(火氣)의 보조를 받습니다. 그리고 진괘(震卦)는 초효(初爻)와 4효(爻)가 상응하여 자오소음군화(子午少陰君火)가 되고, 2효(爻)와 5효(爻)가 상응하여 인신소양상화(寅申少陽相火)가 되며, 3효(爻)와 상효(上爻)가 상응하여 진술태양한수(辰戌太陽寒水)가 됩니다.

그러므로 인신소양상화(寅申少陽相火)는 자오소음군화(子午少陰君火)와 진술태양한수(辰戌太陽寒水)의 도움을 받고 상하(上下)에서 군화(君火)의 덕(德)과 거양(巨陽)의 힘을 받아 상화(相火)의 역할을 담당하고 있습니다.

소양(少陽)에서 표본(標本) 관계로 보면 삼초(三焦)의 화(火)가 주(主)가 되어야 하지만 수소양삼초(手少陽三焦)는 무형(無形)의 부(腑)에 속합니다. 삼초(三焦)의 상화(相火)는 상중하(上中下)로 이동하는 유동(流動)의 화(火)이므로 소양(少陽)의 표(標)가 되지 못하고 족소양담(足少陽膽)이 표(標)가 됩니다.

5. 태음(太陰)의 작용과 이괘(離卦)

태음(太陰)의 작용(作用)을 이괘(離卦)의 역리(易理)로 이해할 수 있습니까?

		巳						未
外	手	未	手太陰	肺	金	兌	☱	酉
		酉						亥
		亥						卯
內	足	丑	足太陰	脾	土	坤	☷	巳
		卯						未

〈태음(太陰)과 이괘(離卦)〉

태음(太陰)에 속하는 이괘(離卦)는 남방에 위치하여 여름의 열기(熱氣)와 장하(長夏)의 다습(多濕)으로 습토(濕土)의 성질을 유지하기 어렵습니다. 태음(太陰)이 열기(熱氣)와 다습(多濕)한 기운을 극복하고 자기의 성질을 유지하기 위해서는 궐음풍목(厥陰風木)과 양명조금(陽明燥金)의 도움을 받아야 합니다.

이괘(離卦)의 천간납갑(天干納甲)은 기토(己土)로 음토(陰土)의 기운을 이용하여 태음(太陰)의 기운을 보조하고, 지지납갑(地支納甲)에서 다른 기운의 보조를 받습니다. 그리고 이괘(離卦)는 초효(初爻)와 4효(爻)가 상응하여 묘유양명조금(卯酉陽明燥金)이 되고, 2효(爻)와 5효(爻)가 상응하여 축미태음습토(丑未太陰濕土)가 되며, 3효(爻)와 상효(上爻)가 상응하여 사해궐음풍목(巳亥厥陰風木)이 됩니다.

그러므로 축미태음습토(丑未太陰濕土)는 묘유양명조금(卯酉陽明燥金)과 사해궐음풍목(巳亥厥陰風木)의 도움을 받고 상하(上下)에서 조기(燥氣)와 풍기(風氣)의 힘을 받아 태음(太陰)의 역할을 담당하고 있습니다.

족태음비(足太陰脾)는 음식물의 정미(精微)한 기운을 심(心)과 폐(肺)에 보내어 천기(天氣)와 함께 전신에 공급하고, 이괘(離卦)에 속하는 수태음폐(手太陰肺)는 장부(臟腑)에서 가장 높은 곳에 위치하여 호흡을 통하여 얻은 천기(天氣)를 비(脾)로 보내어 비(脾)가 통혈(統血)할 수 있는 기운을 공급합니다.

6. 소음(少陰)의 작용과 간괘(艮卦)

소음(少陰)의 작용을 간괘(艮卦)의 역리(易理)로 이해할 수 있습니까?

外	手	寅 子 戌	手少陰	心	火	離	☲	巳 未 酉
內	足	中 午 辰	足少陰	腎	水	坎	☵	午 辰 寅

〈소음(少陰)과 간괘(艮卦)〉

소음(少陰)에 속하는 간괘(艮卦)는 동북방에 위치하여 겨울의 한기(寒氣)와 봄의 온기(溫氣)를 갖고 있지만 늦겨울의 추위로 군화(君火)의 기운을 유지하기 어렵습니다. 소음(少陰)이 한기(寒氣)를 극복하고 자기의 성질을 유지하기 위해서는 태양한수(太陽寒水)와 소양상화(少陽相火)의 도움을 받아야 합니다.

간괘(艮卦)의 천간납갑(天干納甲)은 병화(丙火)로 양화(陽火)의 기운을 이용하여 소음(少陰)의 기운을 보조하고, 지지납갑(地支納甲)에서 다른 기운의 보조를 받습니다. 그리고 간괘(艮卦)는 초효(初爻)와 4효(爻)가 상응하여 진술태양한수(辰戌太陽寒水)가 되고,

2효(爻)와 5효(爻)가 상응하여 자오소음군화(子午少陰君火)가 되며, 3효(爻)와 상효(上爻)가 상응하여 인신소양상화(寅申少陽相火)가 됩니다.

그러므로 자오소음군화(子午少陰君火)는 진술태양한수(辰戌太陽寒水)와 인신소양상화(寅申少陽相火)의 도움을 받고 상하(上下)에서 거양(巨陽)과 상화(相火)의 힘을 받아 소음(少陰)의 역할을 담당하고 있습니다.

수소음심(手少陰心)은 진음(眞陰 ; 離卦의 中爻)을 폐(肺)의 기운으로 하강시켜 신(腎)에게 보내고, 족소음신(足少陰腎)은 진양(眞陽 ; 坎卦의 中爻)을 간(肝)의 기운으로 상승시켜 심(心)에게 보내어 수승화강(水升火降)의 역할을 행(行)하고 있습니다.

7. 궐음(厥陰)의 작용과 손괘(巽卦)

궐음(厥陰)의 작용을 손괘(巽卦)의 역리(易理)로 이해할 수 있습니까?

外	手	卯 巳 未	手厥陰	心包	火	離	☲	巳 未 酉
內	足	酉 亥 丑	足厥陰	肝	木	巽	☴	酉 亥 丑

〈궐음(厥陰)과 손괘(巽卦)〉

궐음(厥陰)에 속하는 손괘(巽卦)는 동남방에 위치하여 초여름의 열기(熱氣)와 순양무음(純陽無陰)의 영향으로 풍목(風木)의 성질을 유지하기 어렵습니다. 궐음(厥陰)이 열기(熱氣)와 순양무음(純陽無陰)의 기운을 극복하고 자기의 성질을 유지하기 위해서는 축미(丑未) 태음습토(太陰濕土)와 묘유(卯酉) 양명조금(陽明燥金)의 도움을 받아야 합니다.

손괘(巽卦)의 천간납갑(天干納甲)은 신금(辛金)인데 금기(金氣)로 순양(純陽)의 기운을 조절하여 궐음(厥陰)의 기운을 보조하고, 지지납갑(地支納甲)에서 다른 기운의 보조를 받습니다. 손괘(巽卦)는 초효(初爻)와 4효(爻)가 상응하여 축미태음습토(丑未太陰濕土)가 되고, 2효(爻)와 5효(爻)가 상응하여 사해궐음풍목(巳亥厥陰風木)이 되며, 3효(爻)와 상효(上爻)가 상응하여 묘유양명조금(卯酉陽明燥金)이 됩니다.

그러므로 사해궐음풍목(巳亥厥陰風木)은 축미태음습토(丑未太陰濕土)와 묘유양명조금(卯酉陽明燥金)의 도움을 받고 상하(上下)에서 습기(濕氣)와 조열(燥熱)의 힘을 받아 궐음(厥陰)의 역할을 담당하고 있는 것입니다.

족궐음간(足厥陰肝)은 온풍(溫風)의 기운으로 산혈(散血)시켜 인신(人身)을 동(動)하게 하고, 심(心)의 역할을 대행하는 심포(心包)에 풍기(風氣)를 공급하며, 수궐음심포(手厥陰心包)는 삼초(三焦)의 화(火)를 이용하여 심(心)을 보호하고 간(肝)에 온기(溫氣)를 공급합니다.

8. 선천팔괘(先天八卦)와 육경(六經)의 배열

선천팔괘(先天八卦)와 육경(六經)의 배열(配列)에는 어떤 연관성이 있습니까?

태 (兌)	건 (乾)	손 (巽)
이 (離)		감 (坎)
진 (震)	곤 (坤)	간 (艮)

〈선천팔괘(先天八卦)〉

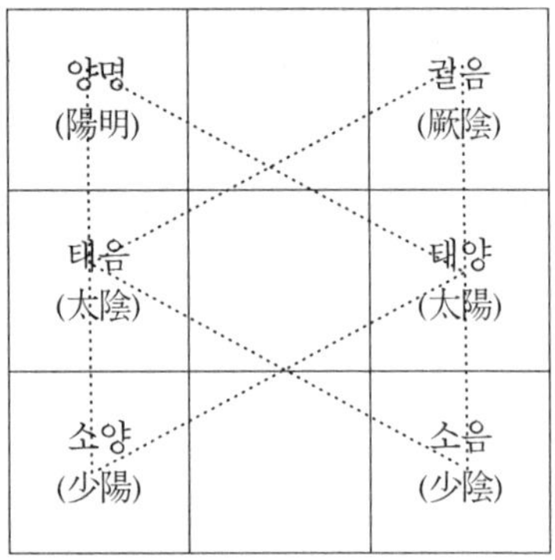

〈육경(六經)〉

선천팔괘(先天八卦)에서 건곤(乾坤)을 중심으로 천기(天氣)가 하강하는 좌측의 양(陽) 분야에는 태음(太陰)을 사이에 두고 소양(少陽)과 양명(陽明)이 배열되고, 지기(地氣)가 상승하는 우측의 음(陰) 분야에는 태양(太陽)을 사이에 두고 소음(少陰)과 궐음(厥陰)이 배열되어 있습니다. 그러므로 태음(太陰)은 양(陽)에 근원을 두고, 태양(太陽)은 음(陰)에 근원을 두고 있음을 알 수 있습니다.

삼양(三陽)은 좌측의 양명(陽明), 소양(少陽)과 우측의 태양(太陽)과 삼각형(▷)을 이루고, 삼음(三陰)은 우측의 소음(少陰), 궐음(厥陰)과 좌측의 태음(太陰)과 삼각형(◁)을 이루어 서로 마주 보면서 삼음삼양(三陰三陽)이 상교(相交)하는 모양을 나타내고 있습니다. 그러므로 개합추(開闔樞)에서 개문(開門)에 속하는 태양(太陽)과 태음(太陰)을 중심으로 음경(陰經)과 양경(陽經)이 교류하게 됩니다.

그리고 삼양(三陽)의 중간에 양명(陽明)이 위치하는 것은 양명(陽明)에 속하는 태괘(兌卦)의 지지납갑(地支納甲)이 모두 음(陰)이므로 양명(陽明)은 음(陰)의 성질을 가지고 태양(太陽)과 소양(少陽)의 활동을 촉진시키고, 삼음(三陰)의 중간에 소음(少陰)이 위치하는 것은 소음(少陰)에 속하는 간괘(艮卦)의 지지납갑(地支納甲)이 양(陽)이므로 소음(少陰)은 양(陽)의 성질을 가지고 태음(太陰)과 궐음(厥陰)의 활동을 촉진시키게 됩니다.

배속 괘(卦)의 지지납갑(地支納甲)을 기준으로 삼음삼양(三陰三陽)의 음양(陰陽)을 '+', '−'로 표시하면 삼음(三陰)은 궐음(厥陰 ; −) → 소음(少陰 ; +) → 태음(太陰 ; −)으로 감괘(坎卦)의 모양이 되고, 삼양(三陽)은 소양(少陽 ; +) → 양명(陽明 ; −) → 태양(太陽 ; +)으로 이괘(離卦)의 모양이 됩니다. 그러므로 삼음삼양(三陰三陽)은 수화(水火)의 작용은 수화기제(水火旣濟)를 바탕으로 하고 있음을 나타내고 있는 것입니다.

그러므로 최고의 치법(治法)은 보음(補陰), 자음(滋陰)하는 방법으로 남자에게는 육미지황탕(六味地黃湯)을 여자에게는 사물탕(四物湯)을 많이 응용하고 있습니다. 땅속의 황금(黃金)인 지황(地黃)을 구증구폭(九蒸九曝)하여 만든 숙지황(熟地黃)으로 보음(補陰)하여 진양(眞陽)을 생(生)하게 하는 방법이야말로 역리(易理)에서 선천(先天)의 무극(無極)이 인신(人身)의 근원임을 이용한 것입니다.

제 2 부

경맥편(經脈編)

제 1 장 십이정경(十二正經)

제 1 절 경맥(經脈)의 이해와 유주(流注)

1. 경락(經絡)과 경맥(經脈)의 이해

경락(經絡)과 경맥(經脈)을 어떻게 이해해야 됩니까?

【경락(經絡)】

경락(經絡)은 인체의 기혈(氣血)이 운행하여 통과하고 서로 연결하는 통로(通路)를 말하고, 전신에 분포되어 있으며, 표리(表裏)로 통달(通達)하고 상하(上下)로 관통(貫通)하여 상호 유기적(有機的)인 연관성을 지니고 소속 장부(臟腑)와 기관(器官)에 치밀하게 조직되어 있습니다. 경락(經絡)은 12경맥(經脈), 기경팔맥(奇經八脈), 12경근(經筋), 365락(絡)과 수많은 지락(支絡)을 포함하고 있습니다. 그러므로 경락(經絡)은 경맥(經脈 ; 12正經과 奇經)과 낙맥(絡脈)을 모두 포함한 말입니다.

【경맥(經脈)】

인신(人身)의 외부를 피부(皮膚)가 덮고, 피부의 아래에는 기육(肌肉)이 있으며, 기육 속에는 혈맥(血脈 ; 血管)이 있고 기육(肌

肉) 밑에는 골(骨)이 있고, 골을 전후(前後)로 근(筋)이 속박(束縛)하고, 골 속에는 골수(骨髓)가 있습니다. 피부(皮膚 ; 肺), 혈맥(血脈 ; 心), 기육(肌肉 ; 脾), 근(筋 ; 肝), 골(骨 ; 腎)의 5단계에 수족(手足)의 경맥(經脈)이 보이지 않게 그물처럼 분포되어 오장육부(五臟六腑)의 기(氣)가 유통(流通)하고 있습니다. 그러므로 경맥(經脈)은 장부(臟腑)와 각 조직(組織)의 통신(通信) 기관과 같은 역할을 합니다.

경맥(經脈)에는 경기(經氣)가 흐르고, 혈맥(血脈)에는 혈(血)이 흐르는데 혈(血)은 기(氣)를 따라 운행(運行)되므로 기(氣)의 통로인 경맥(經脈)의 기능이 중요합니다.

그러나 경맥(經脈)은 무형(無形)이고, 경맥을 흐르는 경기(經氣)인 음양기(陰陽氣)도 무형(無形)이므로 경맥의 신비한 조화를 눈으로 보거나 추적할 수 없는 것입니다. 그래서 『주역(周易)』을 고안(考案)하여 음양(陰陽)의 상(象)으로 경맥을 인식하게 되었고, 역리(易理)를 통하여 경맥의 이치(理致)를 이해하였습니다.

2. 인신(人身)의 음양(陰陽)과 경맥(經脈)의 유주(流注) 방향

인신(人身)의 음양(陰陽)과 삼음삼양(三陰三陽) 경맥의 유주(流注) 방향은 어떤 원칙이 있는 것입니까?

【인신(人身)의 음양(陰陽) 기준】

인신의 음양(陰陽) 기준은 앞[前]이 음(陰) 뒤[後]가 양(陽)이고, 아래[下]가 음(陰) 위[上]가 양(陽)이며, 안[內]이 음(陰) 밖[外]이 양(陽)입니다. 손[手]에서는 수장(手掌 ; 손바닥)이 음(陰)이고 수배(手背 ; 손등)가 양(陽)이며, 요골(橈骨)측이 음(陰)이고 척골(尺骨)측이 양(陽)입니다. 발(足)에 있어서는 족장(足掌 ; 발바닥)이 음(陰)이고 족배(足背 ; 발등)가 양(陽)이며, 족(足)의 내측(內側)이 음(陰)이고 족(足)의 외측(外側)이 양(陽)입니다.

【삼음삼양(三陰三陽) 경맥의 유주(流注) 방향】

수족(手足)의 삼음경(三陰經)이 아래[下]에서 위[上]로 주행(走行)하는 것은 땅[地]에서 생긴 화기(火氣 ; 地二生火)가 하늘[天]로 상승하는 것에 상응한 것입니다.

수족(手足)의 삼양경(三陽經)이 위[上]에서 아래[下]로 주행(走行)하는 것은 하늘[天]에서 생긴 수기(水氣 ; 天一生水)이 땅[地]으로 하강하는 것에 상응한 것입니다. 다시 말하면 수족(手足) 삼음삼양경(三陰三陽經)의 유주(流注)를 통해 인신(人身)의 수화(水火 ; 陰陽)가 교류(交流)하는 것입니다.

3. 육경(六經)의 표리(表裏)

육경(六經)의 표리(表裏)를 어떻게 이해하여야 합니까?

【삼합오행(三合五行) 기준】

태음(太陰)과 양명(陽明)이 표리(表裏 ; 陰陽)가 되어 유주(流注)하는 것은 태음(太陰)이 자월(子月)에 속하고, 양명(陽明)이 오월(午月)에 속하여 자오(子午)가 대충(對沖)하기 때문입니다. 자오(子午)가 상충(相沖)하면 자(子)에서 양(陽)이 상승하고 오(午)에서 음(陰)이 하강하여 화(火 ; 子午少陰君火)를 만들어 내게 됩니다.

소음(少陰)과 태양(太陽)이 표리(表裏 ; 陰陽)가 되어 유주(流注)하는 것은 소음(少陰)이 삼합오행(三合五行)을 중심으로 신월(申月)[『內經』에서는 亥月]에 속하고 태양(太陽)이 인월(寅月)에 속하여 인신(寅申)이 대충(對沖)하기 때문입니다. 인신(寅申)이 상충

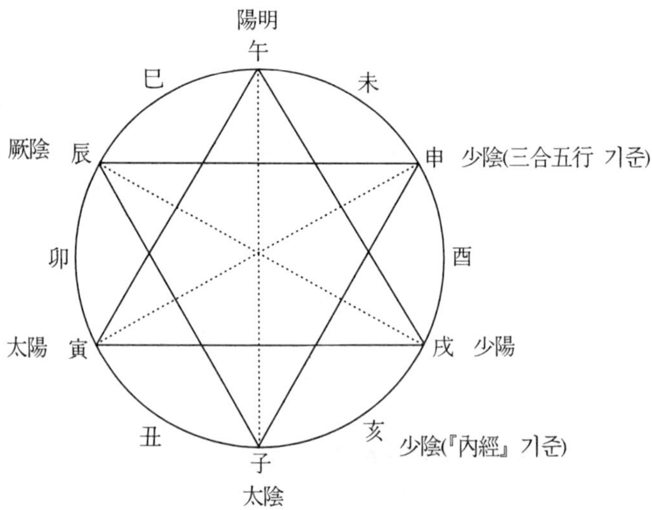

※ 삼양(三陽) : 인오술(寅午戌)의 화국(火局 ; 陽)에 근거
※ 삼음(三陰) : 신자진(申子辰)의 수국(水局 ; 陰)에 근거

〈삼합오행(三合五行)과 육경(六經)〉

(相沖)하면 인(寅)에서 양(陽)이 상승하고, 신(申)에서 음(陰)이 하강하여 화(火 ; 寅申少陽相火)를 만들어 내게 됩니다.

궐음(厥陰)과 소양(少陽)이 표리(表裏 ; 陰陽)가 되어 유주(流注)하는 것은 궐음(厥陰)이 진월(辰月)에 속하고, 소양(少陽)이 술월(戌月)에 속하여 진술(辰戌)이 대충(對沖)하기 때문입니다. 진술(辰戌)이 상충(相沖)하면 진(辰)에서 양(陽)이 상승하고, 술(戌)에서 음(陰)이 하강하여 수(水 ; 辰戌太陽寒水)를 만들어 내게 됩니다.

이와 같이 삼음(三陰)과 삼양(三陽)이 상합(相合)하면 화(火)는 두 개[君火와 相火]가 되고, 수(水)는 한 개가 됩니다. 그 이유는 생명력(生命力)이 화(火 ; 溫氣)에 있음을 표명하기 때문입니다.

【팔괘(八卦) 가족 기준】

八卦	乾卦	震卦	坎卦	艮卦	坤卦	巽卦	離卦	兌卦
卦象	☰	☳	☵	☶	☷	☴	☲	☱
五行	金	木	水	土	土	木	火	金
家族	父	長男	中男	少男	母	長女	中女	少女
六經	–	少陽	太陽	少陰	–	厥陰	太陰	陽明

〈팔괘(八卦) 가족의 오행(五行)과 육경(六經)〉

축미(丑未)의 태음(太陰)은 중녀(中女)인 이괘(離卦)에 속하고, 묘유(卯酉)의 양명(陽明)은 소녀(少女)인 태괘(兌卦)에 속합니다. 팔괘(八卦)의 가족에서 장남(長男)과 장녀(長女)는 머지않아 노부(老父)와 노모(老母)가 되므로 중남(中男)과 중녀(中女)가 소남(少男)과 소녀(少女)의 보호를 맡게 됩니다.

태음(太陰)과 양명(陽明)이 표리(表裏)가 되어 유주(流注)하는 것은 중녀(中女)인 태음(太陰)이 소녀(少女)인 양명(陽明)을 보호하기 위해서입니다.

자오(子午)의 소음(少陰)은 소남(少男)인 간괘(艮卦)에 속하고, 진술(辰戌)의 태양(太陽)은 중남(中男)인 감괘(坎卦)에 속합니다. 팔괘(八卦)의 가족에서 소음(少陰)과 태양(太陽)이 표리(表裏)가 되어 유주(流注)하는 것은 중남(中男)인 태양(太陽)이 소남(少男)인 소음(少陰)을 보호하기 위해서입니다.

사해(巳亥)의 궐음(厥陰)은 손괘(巽卦)에 속하고 인신(寅申)의 소양(少陽)은 진괘(震卦)에 속합니다. 팔괘(八卦)의 가족에서 궐음(厥陰)과 소양(少陽)이 표리(表裏)가 되어 유주(流注)하는 것은 장남(長男)인 소양(少陽)과 장녀(長女)인 궐음(厥陰)이 서로 합심하여 노후(老後)를 대비하기 위해서입니다.

4. 인시(寅時)와 수태음폐경(手太陰肺經)

폐(肺)의 경맥이 먼저 동(動)하는 이유는 무엇입니까?

천(天)은 자시(子時)에 동(動)하고, 지(地)는 축시(丑時)에 동(動)하고, 인(人)은 인시(寅時)에 동(動)하는 것을 천지인(天地人) 변화의 기준으로 합니다. 사람은 천기(天氣)를 흡입하고 탁기(濁氣)를 배출하는 호흡(呼吸)과 음식물에서 지미(地味)를 섭취하여 만든 혈액(血液)으로 기혈(氣血)의 순환을 하고 있습니다.

호흡(呼吸)한 천기(天氣 ; 水, 天水)는 간신(肝腎)으로 하강하고,

섭취한 음식물에서 위(胃)가 지미(地味 ; 火, 衛氣・榮氣・宗氣)를 흡수하면 위부(胃部)의 중완(中脘)에서 심폐(心肺)로 상승하여 수화(水火)의 교류[水升火降]가 일어납니다.

사람이 잠을 잘 때는 호흡(呼吸)을 의식하지 못하고, 잠에서 깨면 호흡을 느끼게 되는 것이 보통입니다. 태양(太陽 ; 日 ; 해)의 기운이 생기는 것이 인시(寅時 ; 三陽이 動)이고, 사람도 이때 잠에서 깨어나면 폐(肺)의 호흡을 자각할 수 있습니다. 그러므로 잠에서 깨어 호흡의 기운을 느끼는 인시(寅時 ; 잠에서 깨는 시간)에 폐(肺)의 경맥(經脈)은 수면(睡眠) 때보다 활동이 많아지기 시작하여 전신(全身)에 새로운 천기(天氣)를 공급하면 모든 경맥(經脈)이 활동을 하게 됩니다. 그렇기 때문에 인신의 경맥(經脈) 중에서 폐경(肺經)이 먼저 동(動)한다고 합니다.

5. 경맥(經脈)의 유주(流注) 순서

경맥(經脈)의 유주(流注) 순서를 어떻게 이해합니까?

【12경맥 유주(流注) 순서】

12경맥의 유주(流注)는 ① 수태음폐(手太陰肺)→② 수양명대장(手陽明大腸)→③ 족양명위(足陽明胃)→④ 족태음비(足太陰脾)→⑤ 수소음심(手少陰心)→⑥ 수태양소장(手太陽小腸)→⑦ 족태양방광(足太陽膀胱)→⑧ 족소음신(足少陰腎)→⑨ 수궐음심포(手厥陰心包)→⑩ 수소양삼초(手少陽三焦)→⑪ 족소양담(足

少陽膽) → ⑫ 족궐음간(足厥陰肝)의 순서로 되어 있습니다.

여기서 수족(手足)의 양경(陽經)과 음경(陰經)의 분포를 보면 태음(太陰)이 양명(陽明)을 감싸고, 소음(少陰)이 태양(太陽)을 감싸고, 궐음(厥陰)이 소양(少陽)을 감싸고 있습니다. 이는 수족(手足)의 음경(陰經)이 수족(手足)의 양경(陽經)을 감싸서 보호하고 있는 모양입니다.

【12경맥의 유주(流注)와 개합추(開闔樞)】

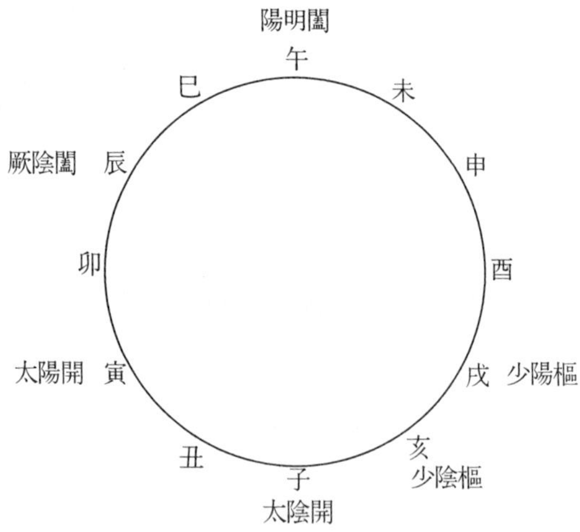

〈육경(六經)의 월별(月別) 배속과 개합추(開闔樞)〉

12경맥의 유주(流注)를 개합추(開闔樞)로 보면 ① 태음[開門] → ② 양명[闔門] → ③ 양명[闔門] → ④ 태음[開門] → ⑤ 소음[樞門] → ⑥ 태양[開門] → ⑦ 태양[開門] → ⑧ 소음[樞門] → ⑨ 궐음[闔門] → ⑩ 소양[樞門] → ⑪ 소양[樞門] → ⑫ 궐음[闔門]의 순서로

되어 있습니다.

삼음(三陰)의 개문(開門)인 태음(太陰)은 양기(陽氣)를 가두어 오래 보존하는 삼양(三陽)의 합문(闔門)인 양명(陽明)을 보호하고자 합니다. 그리고 삼음(三陰)의 추문(樞門)인 소음(少陰)은 양기(陽氣)를 받아들이는 삼양(三陽)의 개문(開門)인 태양(太陽)을 보호하고, 삼음(三陰)의 합문(闔門)인 궐음(厥陰)은 삼양(三陽)의 추문(樞門)인 소양(少陽)을 보호합니다.

12경맥의 유주(流注)를 개합추(開闔樞)로 보면 삼음(三陰)의 모든 문(門)은 양기(陽氣)를 보호하여 삼양(三陽)의 기운이 잘 순환할 수 있게 도와주고 있는 모양입니다.

12경맥의 유주(流注)에서 육경(六經) 중심으로 보면 태음(太陰) → 양명(陽明) → 소음(少陰) → 태양(太陽) → 궐음(厥陰) → 소양(少陽)의 순서로 되어 있습니다. 이를 개합추(開闔樞)로 보면 개문(開門) → 합문(闔門) → 추문(樞門) → 개문(開門) → 합문(闔門) → 추문(樞門)의 순서로 되어 있습니다. 이는 폐경(肺經)에서부터 기(氣)를 개문(開門)이 받아들이고 합문(闔門)이 간직하였다가 추문(樞門)이 다른 경맥(經脈)으로 흘러 보내는 모양입니다.

【12경맥의 유주(流注)와 기혈다소(氣血多少)】

12경맥의 유주(流注)를 기혈다소(氣血多少)로 보면 ① 태음[多氣少血] → ② 양명[多血多氣] → ③ 양명[多血多氣] → ④ 태음[多氣少血] → ⑤ 소음[多氣少血] → ⑥ 태양[多血少氣] → ⑦ 태양[多血少氣] → ⑧ 소음[多氣少血] → ⑨ 궐음[多血少氣] → ⑩ 소양[多氣少血] → ⑪ 소양[多氣少血] → ⑫ 궐음[多血少氣]의 순서로 되어 있습니다.

육경(六經)	기혈다소(氣血多少)
태양(太陽)	다혈소기(多血少氣)
양명(陽明)	다혈다기(多血多氣)
소양(少陽)	다기소혈(多氣少血)
태음(太陰)	다기소혈(多氣少血)
소음(少陰)	다기소혈(多氣少血)
궐음(厥陰)	다혈소기(多血少氣)

〈육경(六經)의 기혈다소(氣血多少)〉

12경맥의 유주(流注)에서 기혈다소(氣血多少)를 보면 태음(太陰)은 다기(多氣)의 기운으로 양명(陽明)을 도와 다혈다기(多血多氣)를 지속적으로 유지하게 하고 있습니다. 그리고 소음(少陰)은 다기(多氣)의 기운으로 다혈소기(多血少氣)한 태양(太陽)의 기운을 도와주고, 궐음(厥陰)은 다혈(多血)한 기운으로 다기소혈(多氣少血)한 소양(少陽)을 도와주고 있습니다.

12경맥의 유주(流注)에서 육경(六經)을 중심으로 보면 태음(太陰) → 양명(陽明) → 소음(少陰) → 태양(太陽) → 궐음(厥陰) → 소양(少陽)의 순서로 되어 있습니다. 이를 기혈다소(氣血多少)로 보면 다기소혈(多氣少血) → 다기다혈(多氣多血) → 다기소혈(多氣少血) → 다혈소기(多血少氣) → 다혈소기(多血少氣) → 다기소혈(多氣少血)의 순서로 되어 있습니다. 앞의 태음(太陰) → 양명(陽明) → 소음(少陰)은 다기(多氣)로 기(氣)가 주체가 되고, 뒤의 태양(太陽) → 궐음(厥陰) → 소양(少陽)은 태양(太陽)과 궐음(厥陰)에서 다혈(多血)로 혈(血)이 주체가 되며, 소양(少陽)은 다기(多氣)로 기(氣)가 주체가 되어 있습니다. 그러므로 전체적인 기혈(氣血)의 순환을 보면 기(氣)가 혈(血)을 조절하는 모양으로 혈종기(血從氣)하는 관계를 나타내고 있음을 알 수 있습니다.

6. 12경맥(經脈)의 유주(流注) 시간과 삼합오행(三合五行)

12경맥의 유주(流注) 시간과 삼합오행(三合五行)은 어떤 관계가 있습니까?

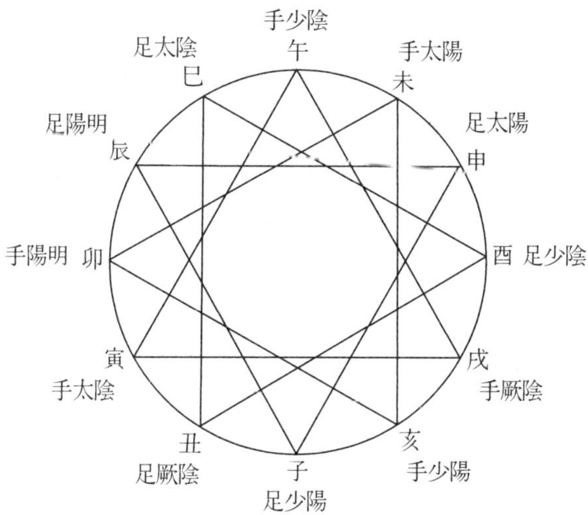

〈12경맥(經脈) 유주(流注) 시간과 삼합오행(三合五行)〉

수태음폐경(手太陰肺經)은 인시(寅時)에 양목(陽木 ; 寅木)의 기운으로 동(動)하고, 수소음심경(手少陰心經)은 오시(午時)에 양화(陽火 ; 午火)의 기운으로 동(動)하고, 수궐음심포경(手厥陰心包經)

은 술시(戌時)에 양토(陽土 ; 戌土)의 기운으로 동(動)합니다. 그리고 인오술(寅午戌) 화국(火局)에서 동(動)하는 수삼음경(手三陰經 ; 肺經, 心經, 心包經)은 화기(火氣)를 받고 있습니다.

수소양삼초경(手少陽三焦經)은 해시(亥時)에 음수(陰水 ; 亥水)의 기운으로 동(動)하고, 수양명대장경(手陽明大腸經)은 묘시(卯時)에 음목(陰木 ; 卯木)의 기운으로 동(動)하고, 수태양소장경(手太陽小腸經)은 미시(未時)에 음토(陰土 ; 未土)의 기운으로 동(動)합니다. 그리고 해묘미(亥卯未) 목국(木局)에서 동(動)하는 수삼양경(手三陽經 ; 三焦經, 大腸經, 小腸經)은 목기(木氣)를 받고 있습니다.

족태양방광경(足太陽膀胱經)은 신시(申時)에 양금(陽金 ; 申金)의 기운으로 동(動)하고, 족소양담경(足少陽膽經)은 자시(子時)에 양수(陽水 ; 子水)의 기운으로 동(動)하고, 족양명위경(足陽明胃經)은 진시(辰時)에 양토(陽土 ; 辰土)의 기운으로 동(動)합니다. 그리고 신자진(申子辰) 수국(水局)에서 동(動)하는 족삼양경(足三陽經 ; 膀胱經, 膽經, 胃經)은 수기(水氣)를 받고 있습니다.

족태음비경(足太陰脾經)은 사시(巳時)에 음화(陰火 ; 巳火)의 기운으로 동(動)하고, 족소음신경(足少陰腎經)은 유시(酉時)에 음금(陰金 ; 酉金)의 기운으로 동(動)하고, 족궐음간경(足厥陰肝經)은 축시(丑時)에 음토(陰土 ; 辰土)의 기운으로 동(動)합니다. 그리고 사유축(巳酉丑) 금국(金局)에서 동(動)하는 족삼음경(足三陰經 ; 脾經, 腎經, 肝經)은 금기(金氣)를 받고 있습니다.

제 2 절 경맥(經脈)의 배치

1. 수족(手足)의 경맥(經脈) 배치

수족(手足)의 경맥(經脈) 배치를 어떻게 이해합니까?

【수지(手指)와 족지(足趾)】

수족지(手足指)의 말단은 모두 경맥(經脈)의 종시(終始)가 되어 음양(陰陽)의 극점(極點)이 되기 때문에 음극생양(陰極生陽)하고 양극생음(陽極生陰)하는 중요한 곳입니다.

그러므로 수족지(手足指 ; 趾) 말단의 정혈(井穴)에서 음양(陰陽)의 기(氣)가 솟아나는 것입니다.

【수지(手指)】

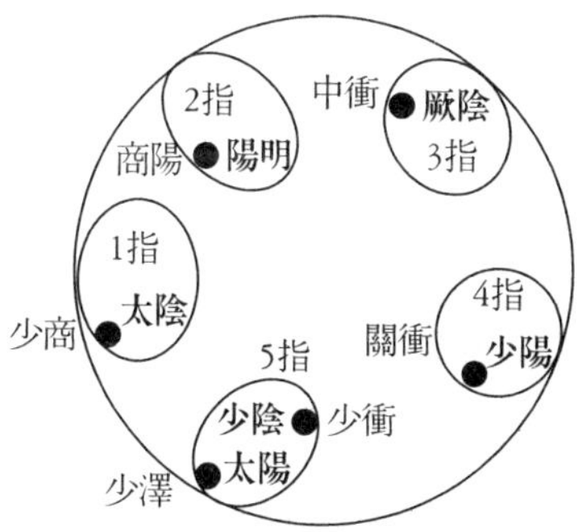

〈수지(手指)의 육경(六經)〉

손가락 무지(拇指)의 말단(末端) 내측(內側)에는 수태음폐경(手太陰肺經)의 종지혈(終止穴)인 소상(少商)이 있고, 차지(次指)의 말단 내측에는 수양명대장경(手陽明大腸經)의 기시혈(起始穴)인 상양(商陽)이 있고, 중지(中指)의 말단 내측에는 수궐음심포경(手厥陰心包經)의 종지혈(終止穴)인 중충(中衝)이 있습니다. 그리고 넷째 손가락의 말단(末端) 외측(外側)에는 수소양삼초경(手少陽三焦經)의 기시혈(起始穴)인 관충(關衝)이 있고, 소지(小指)의 말단 내측에는 수소음심경(手少陰心經)의 종지혈(終止穴)인 소충(少衝)이 있고, 소지(小指) 말단 외측에는 수태양소장경(手太陽小腸經)의 기시혈(起始穴)인 소택(少澤)이 있습니다.

수지(手指)의 말단(末端)에는 수음양경(手陰陽經)의 모든 종시혈(終始穴)이 있고, 육경(六經)의 순서는 무지(拇指)로부터 태음(太陰) → 양명(陽明) → 궐음(厥陰) → 소양(少陽) → 소음(少陰) → 태양(太陽)이 됩니다.

【족지(足趾)】

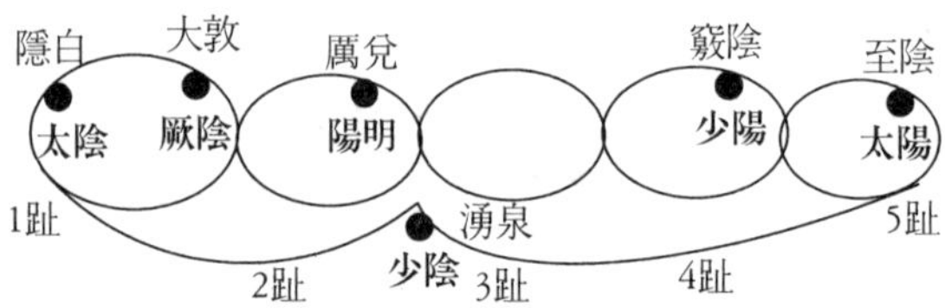

〈족지(足趾)의 육경(六經)〉

발가락의 무지(拇趾) 말단(末端) 내측(內側)에는 족태음비경(足太陰脾經)의 기시혈(起始穴)인 은백(隱白)혈이 있고, 무지(拇趾) 말단(末端) 외측(外側)에는 족궐음간경(足厥陰肝經)의 기시혈(起始穴)인 대돈(大敦)혈이 있고, 차지(次趾) 말단(末端) 외측(外側)에는 족양명위경(足陽明胃經)의 종지혈(終止穴)인 여태(厲兌)혈이 있습니다. 그리고 둘째 발가락과 중간 발가락의 족심(足心)에는 족소음신경(足少陰腎經)의 기시혈(起始穴)인 용천(湧泉)혈이 있고, 넷째 발가락의 말단(末端) 외측(外側)에는 족소양담경(足少陽膽經)의 종지혈(終止穴)인 규음(竅陰)혈이 있고, 소지(小趾) 말단 외측에는 족태양방광경(足太陽膀胱經)의 종지혈(終止穴)인 지음(至陰)혈이 있습니다.

발가락의 말단(末端)에는 신경(腎經)의 용천(湧泉)혈을 제외한 족음양경(足陰陽經)의 모든 종시혈(終始穴)이 있고, 육경(六經)의 순서는 무지(拇趾)로부터 태음(太陰) → 궐음(厥陰) → 양명(陽明) → 소음(少陰) → 소양(少陽) → 태양(太陽)이 됩니다.

족소음신경(足少陰腎經)의 기시혈(起始穴)이 발가락의 말단에 있지 않고 발바닥(足心)에 있는 것은 육경(六經)의 월(月) 배속에서 소음(少陰)이 신월(申月)에서 구중궁궐(九重宮闕 ; 造化의 無極)이 있는 해월(亥月)로 이동한 것과 같은 이치로 군화(君火)를 보호하기 위한 것으로 이해할 수 있습니다.

손바닥의 장심(掌心)에는 수궐음심포경(手厥陰心包經)의 노궁(勞宮)이 있고 심포경(心包經)은 삼초경(三焦經)과 함께 심경(心經)의 옆에서 심경(心經)을 보호합니다.

2. 수족(手足)의 경맥(經脈)과 개합추(開闔樞)

수족(手足) 말단의 경맥(經脈)과 개합추(開闔樞)는 어떤 관계가 있는 것입니까?

【수지(手指)의 경맥(經脈) 분포】

수지(手指)의 경맥(經脈)은 무지(拇指)로부터 태음(太陰) → 양명(陽明) → 궐음(厥陰) → 소양(少陽) → 소음(少陰) → 태양(太陽)의 순서로 되어 있습니다. 이를 개합추(開闔樞)로 보면 개문(開門) → 합문(闔門) → 합문(闔門) → 추문(樞門) → 추문(樞門) → 개문(開門)으로 되어 있는데, 개문(開門)이 수지(手指)의 내측[手太陰]과 외측[手太陽]에 위치하여 양기(陽氣)를 받아들이고 태음(太陰 ; 肺經)과 태양(太陽 ; 小腸經)의 기운[陰陽]으로 양명(陽明 ; 大腸經) → 궐음(厥陰 ; 心包經) → 소양(少陽 ; 三焦經) → 소음(少陰 ; 心

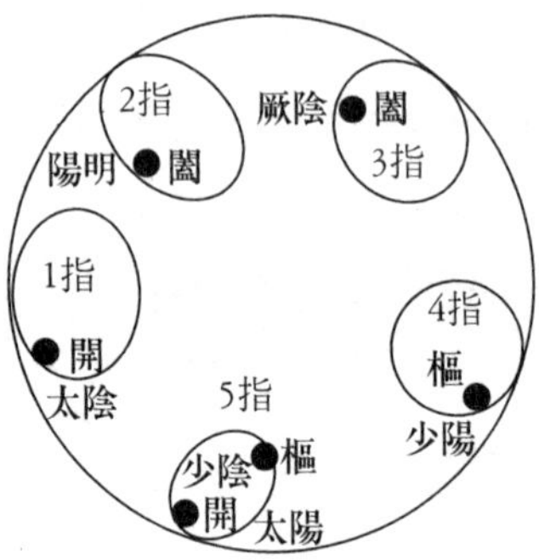

〈수지(手指)의 개합추(開闔樞)〉

經)을 보호하고 있는 모양입니다.

위의 그림은 소장경(小腸經)과 폐경(肺經)의 개문(開門)에서 대장경(大腸經)과 심포경(心包經)의 합문(闔門)으로 기(氣)가 전달되고, 삼초경(三焦經)과 심경(心經)의 추문(樞門)으로 전달되는 모양입니다.

【족지(足趾)의 경맥(經脈) 분포】

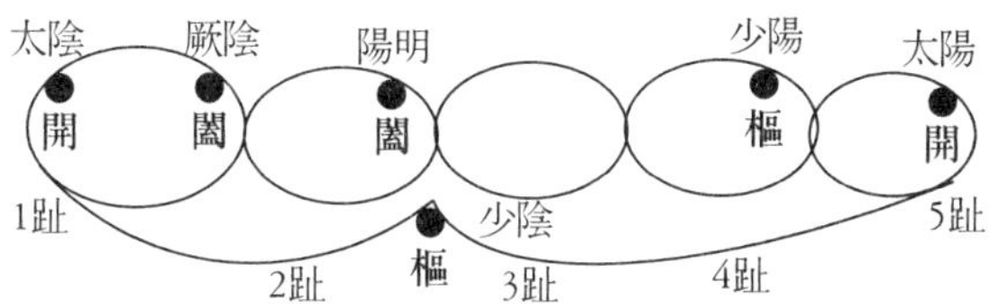

〈족지(足趾)의 개합추(開闔樞)〉

족지(足趾)의 경맥(經脈)은 무지(拇趾)로부터 태음(太陰) → 궐음(厥陰) → 양명(陽明) → 소음(少陰) → 소양(少陽) → 태양(太陽)의 순서로 되어 있습니다. 이를 개합추(開闔樞)로 보면 개문(開門) → 합문(闔門) → 합문(闔門) → 추문(樞門) → 추문(樞門) → 개문(開門)으로 되어 있는데, 개문(開門)이 족지(足趾)의 내측[足太陰]과 외측[足太陽]에 위치하여 양기(陽氣)를 받아들이고, 태음(太陰 ; 脾經)과 태양(太陽 ; 膀胱經)의 기운[陰陽]으로 궐음(厥陰 ; 肝經) → 양명(陽明 ; 胃經) → 소음(少陰 ; 腎經) → 소양(少陽 ; 膽經)을 보호하고 있는 모양입니다.

발가락에 있는 태음(太陰 ; 脾經)과 태양(太陽 ; 膀胱經)의 나머지 경맥(經脈)은 합문(闔門)은 합문(闔門)끼리 추문(樞門)은 추문(樞門)끼리 위치하여 그 효율을 극대화하고 있습니다.

위의 그림을 평면에서 둥근 모양으로 배치하면 비경(脾經)과 방광경(膀胱經)의 개문(開門)에서 간경(肝經)과 위경(胃經)의 합문(闔門)으로 기(氣)가 전달되고, 신경(腎經)과 담경(膽經)의 추문(樞門)으로 전달되는 모양입니다.

3. 수족(手足)의 경맥(經脈)과 기혈다소(氣血多少)

수족(手足) 말단의 경맥(經脈)과 기혈다소(氣血多少)를 어떻게 이해합니까?

【수지(手指)의 경맥(經脈) 분포】

수지(手指)의 경맥(經脈)은 무지(拇指)로부터 태음(太陰) → 양명(陽明) → 궐음(厥陰) → 소양(少陽) → 소음(少陰) → 태양(太陽)의 순서입니다. 기혈다소(氣血多少)에서 수경(手經)은 기(氣)를 주관하므로 기(氣)의 분포를 보면 다기(多氣) → 다기(多氣) → 소기(少氣) → 다기(多氣) → 다기(多氣) → 소기(少氣)로 되어 있습니다.

주먹을 쥐면 대지(大指)는 나머지 네 개의 손가락을 통솔하므로 무지(拇指)라 합니다. 차지(次指)는 무지(拇指)를 보조하여 물건을 집고, 비위(脾胃)를 대신하여 음식물을 먹는 역할을 하므로 식지(食指)라 합니다. 그러므로 대지(大指 ; 肺經)와 차지(次指 ; 大腸經)는 다기(多氣)가 필요하여 수태음(手太陰 ; 肺經)과 수양명(手陽明 ; 大腸經)이 다기(多氣)가 됩니다.

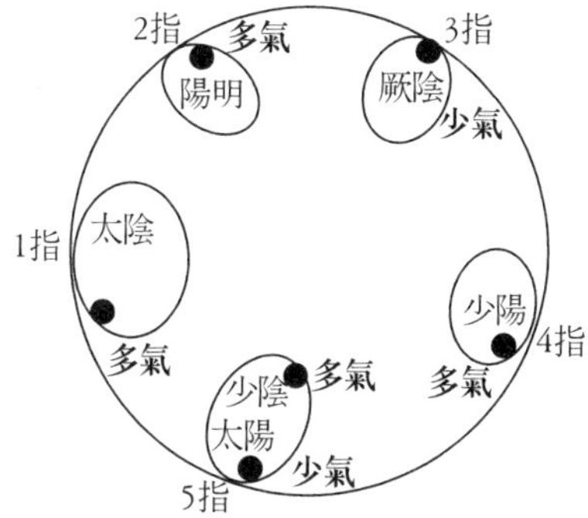

〈수지(手指)의 기혈다소(氣血多少)〉

중지(中指 ; 心包經)는 손가락 중에서 형체가 제일 길어 자체의 기(氣)가 왕성하므로 수궐음(手厥陰 ; 心包經)은 소기(少氣)가 됩니다. 사지(四指 ; 三焦經)는 소지(小指) 다음으로 무력하므로 이를 보충하기 위해 수소양(手少陽)의 폭급(暴急)한 상화(相火)기 배치되어 다기(多氣)가 됩니다. 소지(小指 ; 心經, 小腸經)는 가장 작고 무력(無力)하므로 수소음(手少陰)과 수태양(手太陽)의 두 개 경맥(經脈)이 배치되어 소음(少陰)의 다기(多氣)와 태양(太陽)의 소기(少氣)로 소지(小指)의 무력을 지탱합니다. 그리고 태양(太陽)은 거양(巨陽)으로 다기(多氣)가 필요 없어 소기(少氣)가 됩니다.

【족지(足趾)의 경맥(經脈)분포】

족지(足趾)의 경맥(經脈)은 무지(拇趾)로부터 태음(太陰) → 궐음(厥陰) → 양명(陽明) → 소음(少陰) → 소양(少陽) → 태양(太陽)의 순서로 되어 있습니다. 기혈다소(氣血多少)에서 족경(足經)은 혈(血)을 주관하므로 혈(血)의 분포를 보면 소혈(少血) → 다혈(多血) → 다혈(多血) → 소혈(少血) → 소혈(少血) → 다혈(多血)로 되어 있습니다.

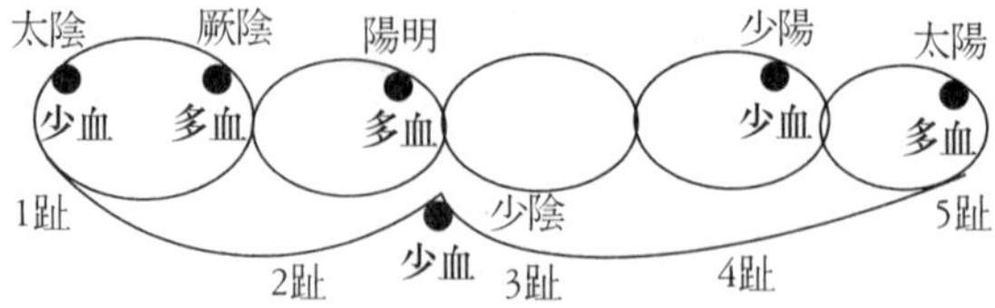

〈족지(足趾)의 기혈다소(氣血多少)〉

발가락은 혈(血)을 주관하므로 기(氣)를 주관하는 손가락처럼 마음대로 움직이지는 못합니다. 음식을 먹는 데 손가락이 중심이므로 발가락보다 손가락이 더 중요하다고 볼 수도 있습니다.

무지(拇趾 ; 脾經)의 태음(太陰)은 그 자체가 가장 큰 음(陰)이어서 다혈(多血)이 필요치 않으므로 족태음(足太陰 ; 脾經)은 소혈(少血)이 됩니다. 발가락에서 엄지발가락[大趾]은 가장 커서 다른 발가락을 통솔해야 하지만 엄지손가락[拇指]처럼 마음대로 움직일 수 없고, 태음(太陰 ; 脾經)은 소혈(少血)이기 때문에 족궐음(足厥陰 ; 肝經)의 다혈(多血)을 무지(拇趾)에 배치하였습니다.

차지(次趾 ; 胃經)는 무지(拇趾)를 도와주어야 하므로 족양명(足陽明 ; 胃經)은 다혈(多血)이 됩니다. 족심(足心 ; 腎經)은 땅[地]과 가장 은밀하게 닿아서 지기(地氣 ; 地火)를 받아 수기(水氣)가 상승하는 곳이므로 용천(湧泉)이라 하고, 신기(腎氣)인 수기(水氣)가 상승하기 때문에 항상 혈(血)이 부족하여 족소음(足少陰 ; 腎經)은 소혈(少血)이 됩니다.

사지(四趾 ; 膽經)의 족소양(足少陽 ; 火) 담경(膽經)과 차지(次趾)의 족양명(足陽明 ; 金) 위경(胃經)은 상극(相克 ; 火克金)의 관계로 중지(中趾)를 건너뛰어 사지(四趾)에 족소양(足少陽)이 배치됩니다. 그리고 담경(膽經)은 상화(相火)를 주관하여 모든 풍(風)이 일어나는 자리이므로 족소양(足少陽 ; 火)은 소혈(少血)이 됩니다.

소지(小趾 ; 膀胱經)는 발가락 중에서 무력하므로 족태양(足太陽 ; 膀胱經)은 다혈(多血)이 됩니다. 그리고 태양(太陽)은 거양(巨陽)으로 혈(血)이 부족하여 다혈(多血)이 됩니다.

4. 수족(手足)의 경맥(經脈)과 지지(地支)

수족(手足)의 경맥(經脈)과 육경(六經)의 지지(地支)는 어떤 관계가 있습니까?

【수지(手指)의 경맥(經脈) 분포】

六經順序	太陰	陽明	厥陰	少陽	少陰	太陽
對沖五行	丑未	卯酉	巳亥	寅申	子午	辰戌
八卦納甲	陽明兌金丁巳			少陽艮土丙辰		

〈수지(手指)의 경맥(經脈)과 육경(六經)〉

수지(手指)의 경맥(經脈)은 무지(拇指)로부터 태음(太陰) → 양명(陽明) → 궐음 (厥陰) → 소양(少陽) → 소음(少陰) → 태양(太陽)의 순서로 되어 있습니다. 육경(六經) 생성(生成)의 지지(地支)에서 수경(手經)은 축미(丑未) → 묘유(卯酉) → 사해(巳亥) → 인신(寅申) → 자오(子午) → 진술(辰戌)의 순서로 되어 있습니다.

수경(手經)의 지지(地支)에서 세 개씩 조합하면 축미(丑未) → 묘

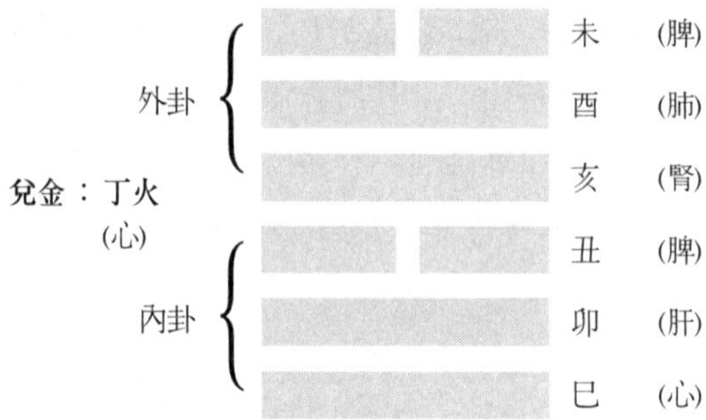

〈수경(手經)의 납갑(納甲) : 태괘(兌卦)〉

유(卯酉) → 사해(巳亥)와 인신(寅申) → 자오(子午) → 진술(辰戌)이 됩니다. 축미(丑未) · 묘유(卯酉) · 사해(巳亥)는 사묘축(巳卯丑) · 해유미(亥酉未)로 태괘(兌卦)의 납갑(納甲 ; 巳卯丑亥酉未)과 같고, 인신(寅申) · 자오(子午) · 진술(辰戌)은 진오신(辰午申) · 술자인(戌子寅)으로 간괘(艮卦)의 납갑(納甲 ; 辰午申戌子寅)과 동일합니다.

태괘(兌卦)의 천간납갑(天干納甲 ; 丁)은 음화(陰火)이고 괘상(卦象)은 음금(陰金)입니다. 그리고 간괘(艮卦)의 천간납갑(天干納甲 ; 丙)은 양화(陽火)이고 괘상(卦象)은 양토(陽土)입니다.

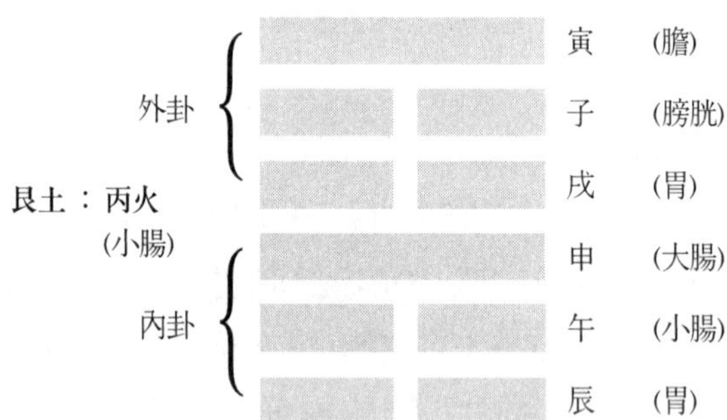

〈수경(手經)의 납갑(納甲) : 간괘(艮卦)〉

그러므로 수경(手經)의 경맥(經脈) 분포는 태괘(兌卦)에 속하는 폐(肺 ; 陰金)와 간괘(艮卦)에 속하는 위(胃 ; 陽金)의 기능을 표명하고 있습니다. 폐(肺)가 공기를 흡입하여 받아들인 천기(天氣)를 일신(一身)의 경맥(經脈)에 공급하여 기(氣)를 주관합니다. 그리고 위(胃)가 음식물을 섭취하고 위기(衛氣), 영기(榮氣), 종기(宗氣)를 생산하여 심폐(心肺)로 보내어 일신(一身)의 영위(榮衛) 활동을 주관합니다.

폐(肺)가 일신(一身)의 기(氣)를 주관하고, 위(胃)가 위기(衛氣)와 영기(榮氣), 종기(宗氣)를 생산하기 때문에 수경(手經)이 기(氣)를 주관합니다. 그리고 태괘(兌卦)와 간괘(艮卦)의 천간납갑(天干納甲)이 음화(陰火)와 양화(陽火)이므로 심・소장(心・小腸)이 혈(血)을 주관하여 수경(手經)이 기(氣)를 주관할 수 있는 근본인 혈(血)을 제공합니다.

【족지(足趾)의 경맥(經脈) 분포】

족지(足趾)의 경맥(經脈)은 무지(拇趾)로부터 태음(太陰) → 궐음(厥陰) → 양명(陽明) → 소음(少陰) → 소양(少陽) → 태양(太陽)의 순서로 되어 있습니다. 육경(六經) 생성(生成)의 지지(地支)에서 족경(足經)은 축미(丑未) → 사해(巳亥) → 묘유(卯酉) → 자오(子午) → 인신(寅申) → 진술(辰戌)의 순서로 되어 있습니다.

六經順序	太陰	厥陰	陽明	少陰	少陽	太陽
對沖五行	丑未	巳亥	卯酉	子午	寅申	辰戌
八卦納甲	厥陰巽木辛丑			少陽震木庚子		

〈족지(足趾)의 경맥(經脈)과 육경(六經)〉

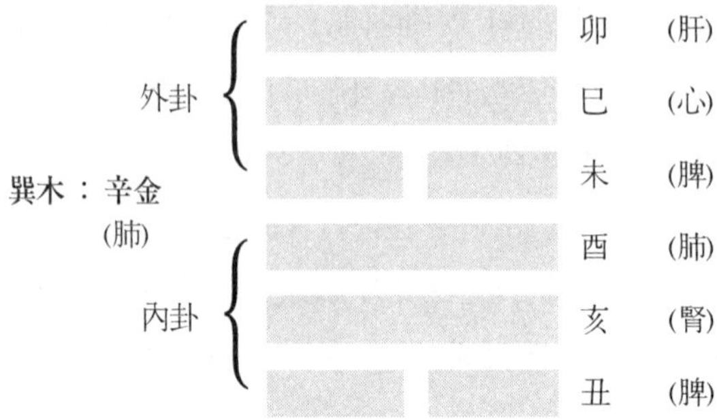

〈족경(足經)의 납갑(納甲) : 손괘(巽卦)〉

족경(足經)의 지지(地支)에서 세 개씩 조합하면 축미(丑未) → 사해(巳亥) → 묘유(卯酉)와 자오(子午) → 인신(寅申) → 진술(辰戌)이 됩니다. 축미(丑未)·사해(巳亥)·묘유(卯酉)는 축해유(丑亥酉)·미사묘(未巳卯)로 손괘(巽卦)의 납갑(納甲 ; 丑亥酉未巳卯)과 같고, 자오(子午)·인신(寅申)·진술(辰戌)은 자인진(子寅辰)·오신술(午申戌)로 진괘(震卦)의 납갑(納甲 ; 子寅辰午申戌)과 동일합니다.

손괘(巽卦)의 천간납갑(天干納甲 ; 辛)은 음금(陰金)이고 괘상

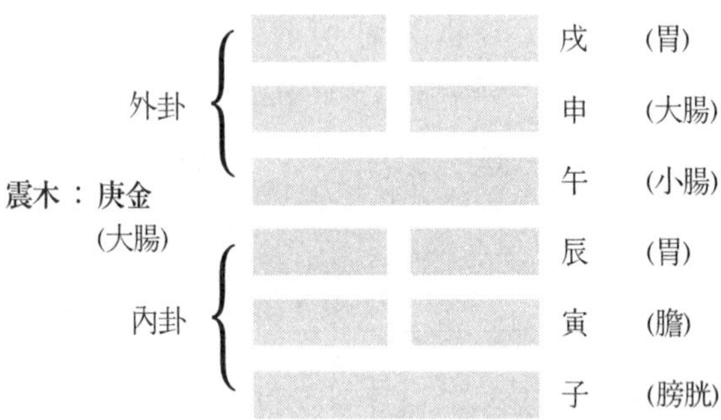

〈족경(足經)의 납갑(納甲) : 진괘(震卦)〉

(卦象)은 음목(陰木)입니다. 그리고 진괘(震卦)의 천간납갑(天干納甲 ; 庚)은 양금(陽金)이고 괘상(卦象)은 양목(陽木)입니다.

그러므로 족경(足經)의 경맥(經脈) 분포는 손괘(巽卦)에 속하는 간(肝 ; 陰木)과 진괘(震卦)에 속하는 담(膽 ; 陽木)의 기능을 표명하고 있습니다. 간(肝)은 소장(小腸)과 대장(大腸)에서 생성된 혈(血)과 진액(津液)을 저장하였다가 전신으로 산혈(散血)하고 또한 간(肝)에 장혈(藏血)합니다. 그리고 담(膽)은 담즙(膽汁 ; 金精)을 저장하고 위(胃)를 거친 소화물(消化物)의 탁기(濁氣)를 금정(金精)의 기운으로 숙살(肅殺)하여 소장(小腸)이 생혈(生血)하는 것을 도와줍니다. 따라서 간(肝)이 일신(一身)의 혈(血)을 주관하고, 담(膽)이 혈(血)을 생산하는 것을 도와주기 때문에 족경(足經)이 혈(血)을 주관합니다. 그리고 손괘(巽卦)와 진괘(震卦)의 천간납갑(天干納甲)이 음금(陰金)과 양금(陽金)이므로 폐(肺)·대장(大腸)이 기(氣)를 주관하여 족경(足經)이 혈(血)을 주관할 수 있는 근본을 제공합니다.

【복부(腹部)의 경맥(經脈) 분포】

복부(腹部)의 경맥(經脈)은 임맥(任脉)과 독맥(督脈)을 중심으로 좌우로 나뉘고 경맥(經脈)의 육경(六經) 순서는 소음(少陰) → 양명(陽明) → 태음(太陰) → 궐음(厥陰) → 소양(少陽) → 태양(太陽)으로 되어 있습니다. 육경(六經) 생성(生成)의 지지(地支)에서 복부(腹部)의 경맥(經脈)은 자오(子午) → 묘유(卯酉) → 축미(丑未) → 사해(巳亥) → 인신(寅申) → 진술(辰戌)의 순서로 되어 있습니다.

복부(腹部) 경맥(經脈)의 지지(地支)에서 세 개씩 조합하면 묘유(卯酉) → 축미(丑未) → 사해(巳亥)와 자오(子午) →인신(寅申) → 진술(辰戌)이 됩니다. 묘유(卯酉)·축미(丑未)·사해(巳亥)는 묘축

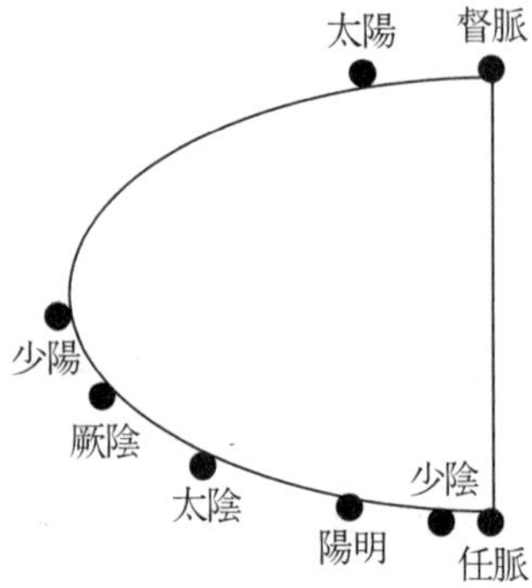

〈복부(腹部)의 경맥(經脈) 분포(分布)〉

六經順序	陽明	太陰	厥陰	少陽	太陽	少陰
對沖五行	卯酉	丑未	巳亥	寅申	辰戌	子午
八卦納甲	太陰離火己卯			太陽坎水戊寅		

〈복부(腹部)의 경맥(經脈)과 육경(六經)〉

해(卯丑亥) · 유미사(酉未巳)로 이괘(離卦)의 납갑(納甲 ; 卯丑亥酉未巳)과 같고, 자오(子午) → 인신(寅申) → 진술(辰戌)은 인진오(寅

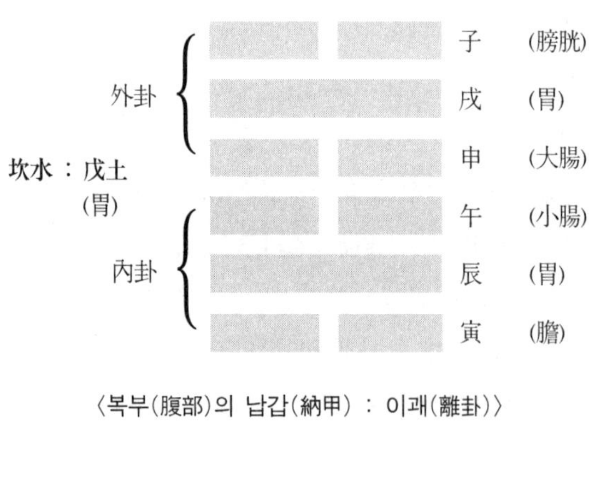

〈복부(腹部)의 납갑(納甲) : 이괘(離卦)〉

辰午)・신술자(申戌子)로 감괘(坎卦)의 납갑(納甲 ; 寅辰午申戌子)과 동일합니다.

그러므로 복부(腹部)의 경맥(經脈) 분포는 이괘(離卦)에 속하는 심(心 ; 火)과 감괘(坎卦)에 속하는 신(腎 ; 水)의 기능을 표명하고 있습니다. 심장(心臟)은 폐(肺 ; 天氣, 陽氣)와 위(胃 ; 地氣, 衛氣, 榮氣)에서 기(氣)를 받고, 간(肝)에서 혈(血)을 받아 혈과 열기(熱氣 ; 火)를 전신으로 순환시킵니다. 그리고 신(腎)은 혈(血)과 진액(津液)을 생산하고 남은 물[水]을 모아 방광(膀胱)으로 보내고, 진액(津液)과 혈(血)에서 생성된 정(精)을 골(骨)에 저장하였다가 장부(臟腑)에 공급하고 생식(生殖)을 주도합니다.

따라서 복부(腹部)의 경맥(經脈)은 심장(心臟)이 일신(一身)의 화(火)를 주관하고, 신(腎)이 수(水)를 주관하며, 이괘(離卦)와 감괘(坎卦)의 천간납갑(天干納甲)이 음토(陰土)와 양토(陽土)이므로 비위(脾胃)를 중심으로 심신(心腎)의 기운이 수승화강(水升火降)하고 있는 것을 표명합니다.

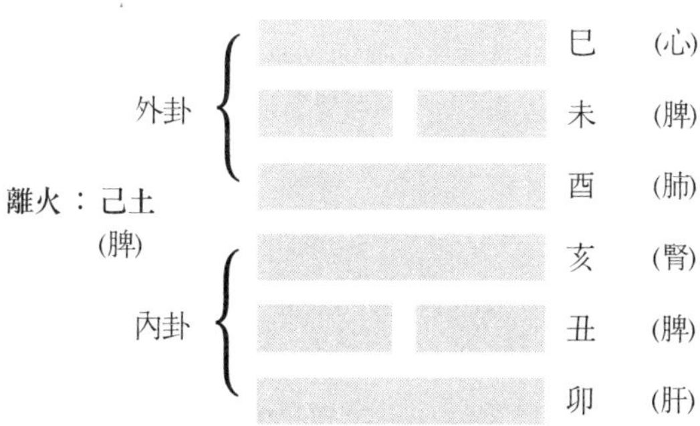

〈복부(腹部)의 납갑(納甲) : 감괘(坎卦)〉

【팔괘(八卦) 가족과 경맥(經脈)】

수지(手指) 경맥(經脈)의 간토(艮土)는 소남(少男)이고, 태금(兌金)은 소녀(少女)로 수경(手經)의 경맥(經脈)이 주관하는 기(氣)는 소남 소녀의 어린 기운과 상응합니다.

족지(足趾) 경맥(經脈)의 진목(震木)은 장남(長男)이고, 손목(巽木)은 장녀(長女)로 족경(足經)의 경맥(經脈)이 주관하는 혈(血)은 장남 장녀의 쇠(衰)하는 기운과 상응합니다.

복부(腹部) 경맥(經脈)의 감수(坎水)는 중남(中男)이고, 이화(離火)는 중녀(中女)로 복부(腹部)의 경맥(經脈)이 주관하는 토기(土氣 ; 穀氣)와 수화(水火 ; 天氣와 地氣)의 기운은 중남(中男) 중녀(中女)의 왕성한 기운과 상응합니다.

5. 삼음삼양(三陰三陽) 경맥(經脈)의 기질(氣質)과 활동

삼음경(三陰經)과 삼양경(三陽經)의 선천기질(先天氣質)과 후천활동(後天活動)을 어떻게 이해합니까?

선천팔괘(先天八卦)에서 후천팔괘(後天八卦)로 변화함에 따라 기질(氣質)과 형태(形態)가 달라지는 것과 같이, 삼음(三陰)과 삼양(三陽)을 월별(月別)로 배속한 것은 선천(先天)의 기질(氣質)을 말하는 것이고, 계절(季節)로 배속한 것은 후천(後天)의 동작(動作)을 말하는 것입니다.

태양(太陽)은 인월(寅月 ; 立春, 雨水)의 기질을 갖고, 겨울[冬

三月 ; 亥, 子, 丑]의 기후와 상응하여 활동합니다. 양명(陽明)은 오월(午月 ; 芒種, 夏至)의 기질을 갖고, 가을[秋三月 ; 申, 酉, 戌]의 기후와 상응하여 활동합니다. 소양(少陽)은 술월(戌月 ; 寒露, 霜降)의 기질을 갖고, 한여름[中夏 ; 午月 ; 芒種, 夏至]의 기후와 상응하여 활동합니다.

태음(太陰)은 자월(子月 ; 大雪, 冬至)의 기질을 갖고, 늦여름[長夏 ; 未月 ; 小暑, 大暑]의 기후와 상응하여 활동합니다. 소음(少陰)은 해월(亥月 ; 立冬, 小雪)의 기질을 갖고, 초여름[初夏 ; 巳月 ; 立夏, 小滿]의 기후와 상응하여 활동합니다. 궐음(厥陰)은 진월(辰月 ; 淸明, 穀雨)의 기질을 갖고, 봄[春三月 ; 寅, 卯, 辰]의 기후와 상응하여 활동합니다.

제 3 절 태양경(太陽經)의 기능

1. 태양경(太陽經)의 이해

태양경(太陽經)을 어떻게 이해합니까?

태양(太陽)은 지지(地支)의 진술(辰戌)이 상응하여 생성됩니다. 그러므로 감괘(坎卦)에서 내괘(內卦)의 중효(中爻)인 진(辰)과 외괘(外卦)의 중효(中爻)인 술(戌)이 상합(相合)하여 태양(太陽)의 기운이 생성되기 때문에 태양경(太陽經)은 감괘(坎卦)의 역리(易理)로 이해하면 됩니다. 그리고 족태양경(足太陽經)은 감괘(坎卦)의

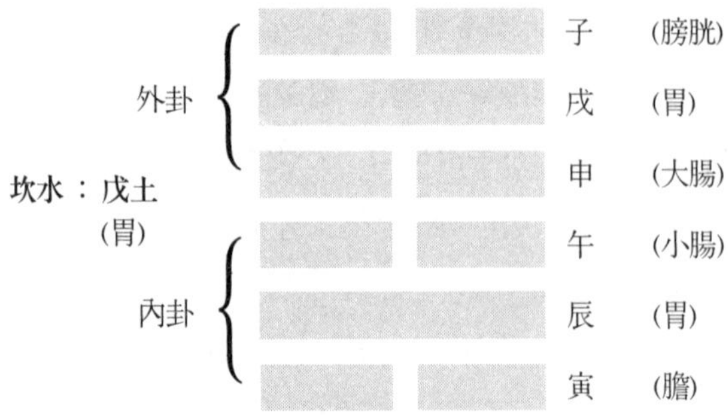

六經	生成	卦象	天干納甲	地支納甲	六經五行	六氣	先天氣質	後天作用	開闔樞	氣血多少
太陽	辰戌	坎水	戊土	寅辰午(內卦) 申戌子(外卦)	水	寒水	寅月 (立春)	冬節 (亥子丑)	開門	多血(足經) 少氣(手經)

〈태양경(太陽經)의 역리(易理)〉

내괘(內卦)와 상응하고, 수태양경(手太陽經)은 감괘(坎卦)의 외괘(外卦)와 상응합니다.

태양(太陽)은 인월(寅月)에 속하여 다혈소기(多血少氣)하고, 양경(陽經)의 개문(開門)이 됩니다. 족태양방광경(足太陽膀胱經)은 족경(足經)이므로 다혈(多血)하고, 수태양소장경(手太陽小腸經)은 수경(手經)으로 소기(少氣)합니다. 삼양경(三陽經)에서는 태양(太陽)의 개문(開門)을 통하여 일신(一身)의 모든 양기(陽氣)가 들어가서 여러 경맥(經脈)으로 유입되므로 풍한서습조화(風寒暑濕燥火)의 육기(六氣)가 아무런 장애 없이 족태양방광경(足太陽膀胱經)과 수태양소장경(手太陽小腸經)으로 들어가게 됩니다. 그러므로 외부의 사기(邪氣)가 족태양방광경(足太陽膀胱經)과 수태양소장경(手太陽小腸經)에 제일 먼저 침입하게 됩니다.

2. 태양경(太陽經)과 감괘(坎卦)의 납갑(納甲)

태양경(太陽經)을 감괘(坎卦)의 납갑(納甲)으로 이해할 수 있습니까?

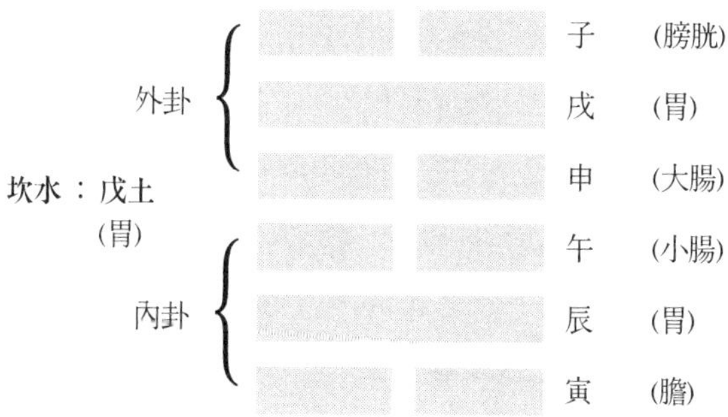

初爻와 四爻 → 寅申少陽相火
二爻와 五爻 → 辰戌太陽寒水
三爻와 上爻 → 子午少陰君火

〈태양경(太陽經)과 감괘(坎卦)의 납갑(納甲)〉

태양(太陽)은 거양(巨陽)으로 감수(坎水)의 기운을 내장(內藏)하고, 태양(太陽)의 감수(坎水)는 포태법(胞胎法)에서 무토(戊土)인 양토(陽土)와 포(胞)가 동일하여 사(巳)에서 포(胞)하고 자(子)에서 왕(旺)합니다. 그리고 태양(太陽)의 선천(先天)은 인월(寅月)에 속하고 후천(後天)은 겨울(冬節 ; 亥, 子, 丑月)에 해당합니다.

그러므로 태양(太陽)은 인월(寅月)의 삼양(三陽 ; 地天泰) 기후

(氣候)의 기질(氣質)을 갖고, 동절(冬節)과 같은 기후의 작용을 합니다. 태양(太陽)이 작용하는 자월(子月)에는 동지(冬至)가 있어 일양(一陽)이 생기므로 양(陽)을 받아들이는 개문(開門)이 되고, 인월(寅月)에 속하여 다혈소기(多血少氣)를 주관합니다. 양(陽)은 화(火)에 속하고 인오술(寅午戌)이 화국(火局)을 이루어 태양(太陽)은 인월(寅月)에서 술월(戌月)까지의 춘하추(春夏秋) 세 계절의 기운을 내포(內包)하고 있습니다.

그리고 태양(太陽)에 속하는 감괘(坎卦)의 초효(初爻) 인(寅)과 사효(四爻) 신(申)이 상응하여 인신(寅申) 소양상화(少陽相火)가 되고, 이효(二爻) 진(辰)과 오효(五爻) 술(戌)이 상응하여 진술(辰戌) 태양한수(太陽寒水)가 되고, 삼효(三爻) 오(午)와 상효(上爻) 자(子)가 상응하여 자음소음군화(子午少陰君火)가 됩니다. 그러므로 태양(太陽)은 소양(少陽), 소음(少陰)과 기운을 교류하게 됩니다.

3. 족태양방광경(足太陽膀胱經)과 방광(膀胱)

족태양방광경(足太陽膀胱經)과 방광(膀胱)을 어떻게 이해합니까?

六經	生成	卦象	天干 納甲	地支 納甲	納甲 臟腑	性質	先天 氣質	後天 作用	氣血 多少	開闔樞
足太陽 (水)	辰戌	坎水	戊土 (胃)	寅辰午	膽, 胃, 小腸	寒水	寅月 (立春)	冬節 (亥子丑)	多血	開門

〈족태양방광경(足太陽膀胱經)의 역리(易理)〉

족태양방광경(足太陽膀胱經)은 주도지관(州都之官)인 방광(膀胱)에 배속되고, 방광(膀胱)은 작강지관(作强之官)인 신(腎)의 모장(牡臟)이 되며, 수태양경(手太陽經)과 동계(同系)를 이루고 있습니다.

족태양방광경(足太陽膀胱經)은 표(標)가 되고, 방광은 본(本)이 되며, 태양경(太陽經)은 삼양(三陽)의 개문(開門)이 되어 양(陽)의 통로가 되므로 모든 양(陽)은 태양경(太陽經)을 통하여 경맥(經脈)과 장부(臟腑)로 들어오게 됩니다.

그리고 족태양방광경(足太陽膀胱經)은 방광(膀胱)을 위하여 노력하고, 방광(膀胱)의 기운이 나타나는 곳이며, 한수(寒水)를 주관하고, 수태양소장경(手太陽小腸經)과는 태양(太陽)으로 동계(同系)를 이루고 있으며, 족소음신경(足少陰腎經)과는 부부(夫婦)관계에 있습니다.

족태양방광경(足太陽膀胱經)은 감괘(坎卦)에 속하여 수(水)의 성질을 갖고, 방광(膀胱)도 감괘(坎卦)에 속하여 수(水)의 성질을 갖고 있습니다.

4. 족태양방광경(足太陽膀胱經)과 감괘(坎卦)의 천간납갑(天干納甲)

족태양방광경(足太陽膀胱經)과 감괘(坎卦)의 천간납갑(天干納甲)을 어떻게 이해합니까?

족태양방광경(足太陽膀胱經)은 감괘(坎卦)의 내괘(內卦)와 상응하며, 천간납갑(天干納甲)인 무(戊)와 지지납갑(地支納甲) 인진오(寅辰午)에 상합(相合)하는 무인(戊寅)·무진(戊辰)·무오(戊午)일에 족태양방광경(足太陽膀胱經)의 기운이 왕성해집니다. 족태양방광경(足太陽膀胱經)은 수(水 ; 坎卦의 水)에 속하고 천간납갑(天干納甲)은 토(土)에 속하므로 족태양방광경(足太陽膀胱經)은 수토(水土) 동포(同胞)하고, 방광(膀胱)은 수(水)에 속하여 족태양방광경(足太陽膀胱經)은 수토(水土)의 기운이 공존하고 있습니다.

족태양방광경(足太陽膀胱經)은 한수(寒水)를 주관하여 위(胃 ; 天干納甲의 戊土)가 섭취한 수곡(水穀)에서 진액(津液 ; 血과 體液)을 만들고 남은 찌꺼기인 소변(小便)을 모아[土克水] 체외로 배설하는 기능을 도와줍니다. 그리고 족양명위경(足陽明胃經)은 위기(胃氣)를 방광경(膀胱經)으로 보내어 족태양방광경(足太陽膀胱經)을 도와주는[水土同胞] 것입니다.

5. 족태양방광경(足太陽膀胱經)과 감괘(坎卦)의 지지납갑(地支納甲)

족태양방광경(足太陽膀胱經)과 감괘(坎卦)의 지지납갑(地支納甲)을 어떻게 이해합니까?

【감괘(坎卦)의 초효(初爻) ; 인(寅) ; 담(膽)】

족태양방광경(足太陽膀胱經)은 감괘(坎卦)에 속하여 수(水)가 되고, 초효(初爻)는 인목(寅木)으로 수생목(水生木)의 관계이기 때문에 족태양방광경(足太陽膀胱經)은 담(膽)의 기운을 생성하는 기능을 갖게 됩니다. 족태양방광경(足太陽膀胱經)은 방광(膀胱)을 위하여 노력하고, 방광(膀胱)은 빈장(牝臟)인 신(腎)을 위하여 노력합니다. 신(腎)은 오장(五臟)의 정(精)을 보관하고 있으므로 방광(膀胱)은 항상 신(腎)의 정(精)을 지키는 임무가 제일 중요합니다. 신(腎)이 보관하고 있는 정(精)은 담(膽)이 상화(相火)를 이용하여 지키고 있으므로 족태양방광경(足太陽膀胱經)은 담(膽)에게 자신의 기운을 주게 됩니다.

【감괘(坎卦)의 이효(二爻) ; 진(辰) ; 위(胃)】

족태양방광경(足太陽膀胱經)은 감괘(坎卦)에 속하여 수(水)가 되고, 이효(二爻)는 진토(辰土)이므로 토극수(土克水)의 관계이기 때문에 족태양방광경(足太陽膀胱經)은 위(胃)의 기운을 받게 됩니다. 그러므로 족태양방광경(足太陽膀胱經)은 위(胃)가 섭취한 수곡(水穀)의 찌꺼기로 배설되는 소변(小便)을 모아[土克水] 위(胃)를 위하여 체외(體外)로 배설하는 기능을 갖고, 족양명위경(足陽明胃經)은 위기(胃氣)를 방광경(膀胱經)으로 보내어 족태양방광경(足太陽膀胱經)을 도와주는[水土同胞] 것입니다.

【감괘(坎卦)의 삼효(三爻) ; 오(午) ; 소장(小腸)】

족태양방광경(足太陽膀胱經)은 감괘(坎卦)에 속하여 수(水)가 되고, 삼효(三爻)는 오화(午火)이므로 수극화(水克火)의 관계이기 때문에 족태양방광경(足太陽膀胱經)은 형제[太陽으로 同系]인 소장(小腸)의 기운을 조절하게 됩니다. 그러므로 족태양방광경(足太陽

膀胱經)은 방광(膀胱)이 진액(津液)을 주관하는 기운을 제공하고, 방광(膀胱)은 소장(小腸)이 혈(血)을 생산하는 일을 도와주게 됩니다. 그리고 방광(膀胱)은 민화(民火)를 주관하여 동계[同系 ; 太陽]인 소장(小腸)을 위하여 화기(火氣 ; 溫氣)를 제공합니다.

6. 족태양방광경(足太陽膀胱經)의 기능과 역리(易理)

족태양방광경(足太陽膀胱經)의 기능을 역리(易理)로 어떻게 이해합니까?

족태양방광경(足太陽膀胱經)의 기능은 첫째 자기가 주관하는 방광(膀胱)을 보호하고, 둘째 태양(太陽)으로 동계(同系)인 수성지관(受盛之官)의 소장(小腸)과 협력하여 군화(君火)를 주관하는 심장(心臟)을 도와주고, 셋째 부부(夫婦) 관계에 있는 족소음신경(足少陰腎經)을 보호하여 신(腎)이 보관하고 있는 정(精)의 누설(漏泄)을 방지하는 것입니다.

그리고 방광(膀胱)은 일신(一身)에서 중요한 일을 수행하기 때문에 족태양방광경(足太陽膀胱經)은 첫째 방광(膀胱)의 곁을 떠나지 않게 되고, 둘째 소장(小腸)의 태도를 관찰하고, 셋째 신(腎)의 거동(擧動)을 경계하여 항상 내외(內外)로 연락을 취하는 임무를 수행하고 있습니다. 방광(膀胱)은 일신(一身)의 역군(役軍)이 되어 장부(臟腑)가 필요로 하는 민화(民火)를 주관하기 때문에 항상 활동하므로 피로하게 됩니다.

그러므로 족태양방광경(足太陽膀胱經)은 방광(膀胱)에 시달리고, 심군(心君 ; 心臟)을 위하여 혈(血)을 생산하고 남은 찌꺼기를 대장(大腸)으로 전송(傳送)하는 일을 하는 소장(小腸)에 시달립니다. 그리고 강장(强臟)인 신(腎)이 심군(心君)의 명령에 복종하여 생명의 원천인 정(精)을 보관하기 때문에 정(精)의 도난을 방지하기 위하여 감시를 계속하고, 일신(一身)의 기둥인 골(骨)을 보호하기 위하여 뇌(腦)에서 골수(骨髓)를 운반하여 전신(全身)의 골(骨)에 공급하는 신(腎)에 시달리게 됩니다. 족태양방광경(足太陽膀胱經)은 방광(膀胱), 소장(小腸), 신(腎) 등에 항상 시달리고 있기 때문에 자신의 강적(强敵)인 풍한(風寒)의 침입을 방어하지 못하는 때가 많습니다.

모든 양(陽)은 순(順)하여 태양경(太陽經)에 마음대로 출입하여도 해(害)를 주지 않고 이익을 주므로 태양경(太陽經)이 항상 건실하게 됩니다. 그러나 풍한(風寒)의 기(氣)는 강경(强硬)하여 인신(人身)의 정기(正氣 ; 陽氣)가 약할 때 침입하면 모든 경맥(經脈)이 긴장되어 태양병(太陽病)이 나타나게 됩니다.

그리고 감괘(坎卦)의 천간납갑(天干納甲) 무토(戊土)와 지지납갑(地支納甲) 진술(辰戌)의 토(土)가 토극수(土克水)의 원리로 풍한(風寒)의 한수(寒水)를 극(克)하여 사기(邪氣)의 침입을 퇴치(退治)하지만 정기(正氣 ; 元氣 ; 陽氣 ; 免疫力)가 약하면 발병(發病)이 됩니다.

족태양방광경(足太陽膀胱經)의 중요 직책은 방광(膀胱)을 도와서 소변을 배설하고 진액(津液)을 저장하는 것이므로 양(陽)을 많이 받아들이고 음(陰)을 내보내 수(水)를 생기게 하여 조(燥)를 물리쳐서 기혈(氣血)의 균형을 유지하는 데 있습니다.

그러므로 족태양방광경(足太陽膀胱經 ; 標)은 방광(膀胱 ; 本), 신(腎 ; 一家), 소장(小腸 ; 同系 ; 三爻), 담(膽 ; 初爻), 위(胃 ; 二爻)를 위하여 노력하게 됩니다.

7. 수태양소장경(手太陽小腸經)과 소장(小腸)

수태양소장경(手太陽小腸經)과 소장(小腸)을 어떻게 이해합니까?

六經	生成	卦象	天干 納甲	地支 納甲	納甲 臟腑	性質	先天 氣質	後天 作用	氣血 多少	開闔樞
手太陽 (水)	辰戌	坎水	戊土 (胃)	申戌子	大腸, 胃, 膀胱	寒水	寅月 (立春)	冬節 (亥子丑)	少氣	開門

〈수태양소장경(手太陽小腸經)의 역리(易理)〉

수태양소장경(手太陽小腸經)은 수성지관(受盛之官)인 소장(小腸)에 배속되고, 소장(小腸)은 군주지관(君主之官)인 심장(心臟)의 모장(牡臟)이 되며, 족태양방광경(足太陽膀胱經)과 동계(同系)를 이루고 있습니다.

수태양소장경(手太陽小腸經)은 표(標)가 되고, 소장은 본(本)이 되며, 태양경(太陽經)은 삼양(三陽)의 개문(開門)이 되어 양(陽)의 통로가 되므로 모든 양(陽)은 태양경(太陽經)을 통하여 경맥(經脈)과 장부(臟腑)로 들어오게 됩니다.

그리고 수태양소장경(手太陽小腸經)은 소장(小腸)을 위하여 노력하고, 소장(小腸)의 기운이 나타나는 곳이며, 한수(寒水)를 주관하고, 족태양방광경(足太陽膀胱經)과는 태양(太陽)으로 동계(同系)를 이루고 있으며, 수소음심경(足少陰腎經)과는 부부(夫婦)관계에 있습니다.

수태양소장경(手太陽小腸經)은 감괘(坎卦)에 속하여 수(水)의 성질을 갖고, 소장(小腸)은 이괘(離卦)에 속하여 화(火)의 성질을 갖고 있어 수극화(水克火)를 이루어 수화(水火)의 기운이 공존하고 있습니다.

8. 수태양소장경(手太陽小腸經)과 감괘(坎卦)의 천간납갑(天干納甲)

수태양소장경(手太陽小腸經)과 감괘(坎卦)의 천간납갑(天干納甲)을 어떻게 이해합니까?

수태양소장경(手太陽小腸經)은 감괘(坎卦)의 외괘(外卦)와 상응하며 천간납갑(天干納甲)인 무(戊)와 지지납갑(地支納甲) 신술자(申戌子)에 상합(相合)하는 무신(戊申) · 무술(戊戌) · 무자(戊子)일에 수태양소장경(手太陽小腸經)의 기운이 왕성하여집니다. 수태양소장경(手太陽小腸經)은 수(水 ; 坎卦의 水)에 속하고 천간납갑(天干納甲)은 토(土)에 속하므로 수태양소장경(手太陽小腸經)은 수토(水土) 동포(同胞)하고, 소장(小腸)은 화(火)에 속하여 수태양소장경(手太陽小腸經)은 수화(水火)의 기운이 공존하고 있습니다.

한수(寒水)를 주관하는 수태양소장경(手太陽小腸經)은 위(胃)에서 섭취한 수곡(水穀)의 소화물(消化物)을 받아 소장(小腸)이 진액(津液 ; 水分과 營養素)을 흡수하여 혈(血)을 생산하는 일을 도와주게 됩니다. 그리고 수태양소장경(手太陽小腸經 ; 坎水)은 천간납갑(天干納甲)인 무토(戊土 ; 胃)의 기운으로부터 조절[土克水]을 받으므로 족양명위경(足陽明胃經)은 위기(胃氣)를 소장경(小腸經)으로 보내어 수태양소장경(手太陽小腸經)을 도와주는[水土同胞] 것입니다.

9. 수태양소장경(手太陽小腸經)과 감괘(坎卦)의 지지납갑(地支納甲)

수태양소장경(手太陽小腸經)과 감괘(坎卦)의 지지납갑(地支納甲)을 어떻게 이해합니까?

【감괘(坎卦)의 사효(四爻) ; 신(申) ; 대장(大腸)】

수태양소장경(手太陽小腸經)은 감괘(坎卦)에 속하여 수(水)가 되고, 사효(四爻)는 신금(申金)으로 금생수(金生水)의 관계이기 때문에 대장(大腸)은 수태양소장경(手太陽小腸經)의 기운을 생성하는 기능을 갖게 됩니다. 대장(大腸)은 소장(小腸)으로부터 소화물(消化物)을 받아 양명(陽明)의 조금(燥金) 기운으로 흡수한 수분과 전해질을 소장(小腸)에서 생산된 혈(血)과 함께 간(肝)으로 보내어 심장(心臟)을 도와주게 됩니다. 이때 대장(大腸)은 소장(小腸)을 위하여 폐(肺)로부터 받은 천기(天氣)를 소장(小腸)에 공급하여 혈기

(血氣)를 충실하게 만듭니다.

수태양소장경(手太陽小腸經)은 소장(小腸)을 위하여 노력하고, 소장(小腸)은 빈장(牝臟)인 심장(心臟)을 위하여 노력합니다. 심장(心臟)은 전신(全身)에 군화(君火)의 덕(德)인 혈(血)을 공급하고 있으므로 소장(小腸)은 항상 심장(心臟)을 위하여 혈(血)을 생산하는 임무가 제일 중요합니다.

【감괘(坎卦)의 오효(五爻) ; 술(戌) ; 위(胃)】

수태양소장경(手太陽小腸經)은 감괘(坎卦)에 속하여 수(水)가 되고, 오효(五爻)는 술토(戌土)이므로 토극수(土克水)의 관계이기 때문에 수태양소장경(手太陽小腸經)은 위(胃)의 기운을 받게 됩니다.

【감괘(坎卦)의 상효(上爻) ; 자(子) ; 방광(膀胱)】

수태양소장경(手太陽小腸經)은 감괘(坎卦)에 속하여 수(水)가 되고, 상효(上爻)는 자수(子水)이므로 동질(同質)의 수(水)를 갖고 있습니다. 수태양소장경(手太陽小腸經)은 화(火)의 기운을 가진 소장(小腸)을 위하여 수(水)의 기운을 공급하고, 방광(膀胱)은 태양(太陽)의 한수(寒水)를 족태양방광경(足太陽膀胱經)을 통하여 형제[태양(太陽)으로 同系]인 소장(小腸)을 도와주기 위해 수태양소장경(手太陽小腸經)에 공급하게 됩니다. 그러므로 수태양소장경(手太陽小腸經)은 방광(膀胱)의 도움을 받아 소장(小腸)이 장내(腸內)에 진액을 공급하는 일을 도와주게 됩니다. 그리고 방광(膀胱)은 민화(民火)를 주관하여 동계(同系 ; 太陽)인 소장(小腸)을 위하여 수태양소장경(手太陽小腸經)에 화기(火氣)를 제공합니다.

10. 수태양소장경(手太陽小腸經)의 기능과 역리(易理)

수태양소장경(手太陽小腸經)의 기능을 역리(易理)로 어떻게 이해합니까?

수태양소장경(手太陽小腸經)의 기능은 첫째 자기가 주관하는 소장(小腸)을 보호하고, 둘째 태양(太陽)으로 동계(同系)인 주도지관(州都之官)의 방광(膀胱)과 협력하여 정(精)을 보관하고 명문(命門)의 화(火)를 주관하는 신장(腎臟)을 도와주고, 셋째 부부(夫婦) 관계에 있는 수소음심경(手少陰心經)을 보호하여 소장(小腸)이 혈(血)을 생산하고 심장(心臟)이 혈(血)을 전신에 순환할 수 있게 도와주는 것입니다.

그리고 소장(小腸)은 혈(血)을 생산하는 중요한 일을 수행하기 때문에 수태양소장경(手太陽小腸經)은 첫째 소장(小腸)의 곁을 떠나지 않게 되고, 둘째 방광(膀胱)의 태도를 관찰하고, 셋째 심장(心臟)의 안정을 위하여 경계를 강화하고 항상 내외(內外)로 연락을 취하는 임무를 수행하고 있습니다. 소장(小腸)은 진액(津液)과 혈(血)을 생산하여 장부(臟腑)가 필요로 하는 진액(津液)을 주관하기 때문에 많은 활동을 하므로 피로(疲勞)하게 됩니다.

그러므로 수태양소장경(手太陽小腸經)은 소장(小腸)에 시달리고, 신(腎)을 위하여 정(精)을 감시(監視)하는 일을 하는 방광(膀胱)에 시달립니다.

그리고 혈맥(血脈)을 통하여 전신에 혈액을 주입(注入)하여 정기(正氣)를 골고루 공급하는 군주(君主)인 심장(心臟)에 시달리게 됩니다. 수태양소장경(手太陽小腸經)은 소장(小腸), 방광(膀胱), 심장(心臟) 등에 항상 시달리고 있기 때문에 자신의 강적(强敵)인 풍한(風寒)의 침입을 방어하지 못하는 때가 있지만, 태양경(太陽經)의 개문(開門)으로 양기(陽氣)가 들어와서 태양경(太陽經)이 건실(健實)하게 됩니다. 그러나 정기(正氣 ; 陽氣)가 약할 때 풍한(風寒)의 사기(邪氣)가 침입하면 태양병(太陽病)이 나타나게 되는데 본(本)인 소장(小腸)이 사기(邪氣 ; 寒邪)를 받아 설사(泄瀉)가 일어납니다.

그리고 감괘(坎卦)의 토(土 ; 戊, 辰戌)가 토극수(土克水)의 원리로 풍한(風寒)의 한사(寒邪)를 물리쳐 사기(邪氣)를 퇴치(退治)하지만 정기(正氣)가 약하면 발병(發病)이 됩니다.

수태양소장경(手太陽小腸經)의 중요 직책은 태양(太陽)의 한수(寒水)를 이용하여 소장(小腸)이 혈액을 만들어 혈(血) 속에 오미(五味)와 육기(六氣)가 조화를 이루어 정기(正氣)가 생성되게 도와주는 데 있습니다.

그러므로 수태양소장경(手太陽小腸經 ; 標)은 소장(小腸 ; 本), 심(心 ; 一家), 방광(膀胱 ; 同系 ; 上爻), 대장(大腸 ; 四爻), 위(胃 ; 五爻)를 위하여 노력하게 됩니다.

제 4 절 양명경(陽明經)의 기능

1. 양명경(陽明經)의 이해

양명경(陽明經)을 어떻게 이해합니까?

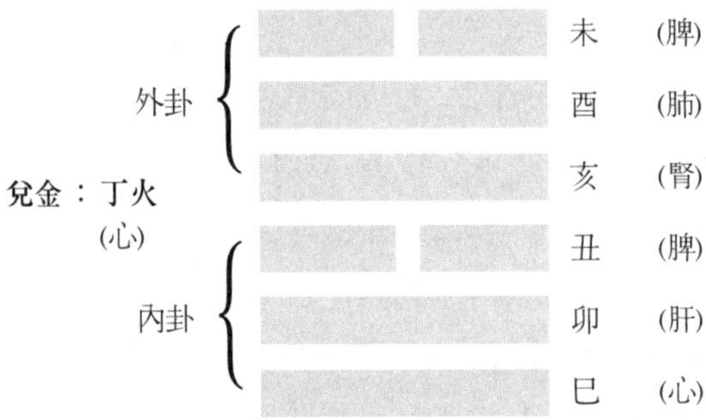

六經	生成	卦象	天干納甲	地支納甲	六經五行	六氣	先天氣質	後天作用	開闔樞	氣血多少
陽明	卯酉	兌金	丁火	巳卯丑(內卦) 亥酉未(外卦)	金	燥金	午月 (夏至)	秋節 (申酉戌)	闔門	多血(足經) 多氣(手經)

〈양명경(陽明經)의 역리(易理)〉

양명(陽明)은 지지(地支)의 묘유(卯酉)가 상응하여 생성됩니다. 그러므로 태괘(兌卦)에서 내괘(內卦)의 중효(中爻)인 묘(卯)와 외괘(外卦)의 중효(中爻)인 유(酉)가 상합(相合)하여 양명(陽明)의 기운이 생성되기 때문에 양명경(陽明經)은 태괘(兌卦)의 역리(易理)

로 이해하면 됩니다. 그리고 족양명경(足陽明經)은 태괘(兌卦)의 내괘(內卦)와 상응하고, 수양명경(手陽明經)은 태괘(兌卦)의 외괘(外卦)와 상응합니다.

양명(陽明)은 오월(午月)에 속하여 다혈다기(多血多氣)하고, 양경(陽經)의 합문(闔門)이 됩니다. 족양명위경(足陽明胃經)은 족경(足經)이므로 다혈(多血)하고, 수양명대장경(手陽明大腸經)은 수경(手經)으로 다기(多氣)합니다. 양명경(陽明經)으로 들어온 양기(陽氣)는 양명(陽明)이 합문(闔門)이므로 일정시간 머물게 됩니다. 그러므로 사기(邪氣)가 양명경(陽明經)으로 전경(傳經)되면 병증(病證)이 오랜 시간 지속됩니다.

음식물과 함께 풍한서습조화(風寒暑濕燥火)의 육기(六氣)가 족양명위경(足陽明胃經)의 본(本)인 위장(胃腸)으로 들어오면 풍한(風寒)의 사기(邪氣)를 족양명경(足陽明經)이 제일 먼저 받게 됩니다.

2. 양명경(陽明經)과 태괘(兌卦)의 납갑(納甲)

양명경(陽明經)을 태괘(兌卦)의 납갑(納甲)으로 이해할 수 있습니까?

양명(陽明)은 장양(長陽)으로 태금(兌金)의 기운을 내장(內藏)하고, 양명(陽明)의 태금(兌金)은 포태법(胞胎法)의 인(寅)에서 포(胞)하고 유(酉)에서 왕(旺)합니다. 그리고 양명(陽明)의 선천(先天)은 오월(午月)에 속하고 후천(後天)은 가을(秋節 ; 申, 酉, 戌月)에 해

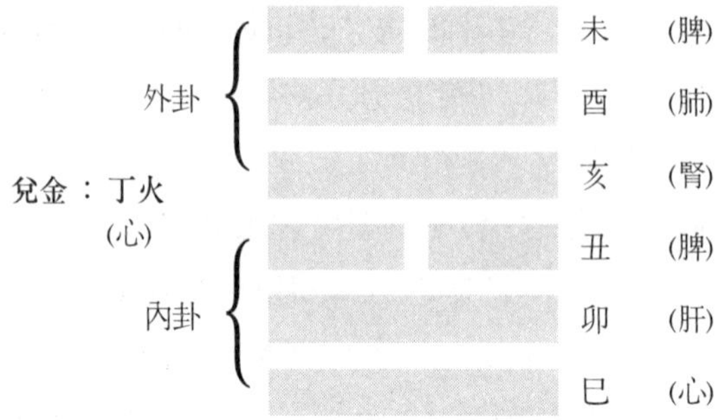

初爻와 四爻 → 巳亥厥陰風木
二爻와 五爻 → 卯酉陽明燥金
三爻와 上爻 → 丑未太陰濕土

〈양명경(陽明經)과 태괘(兌卦)의 납갑(納甲)〉

당합니다.

그러므로 양명(陽明)은 오월(午月)에 양(陽)이 극(極)하여 하지(夏至)에 일음(一陰 ; 天風姤)이 생기는 기질(氣質)을 갖고, 가을철과 같은 기후의 작용을 합니다. 양명(陽明)이 작용하는 유월(酉月)에는 추분(秋分)이 있어 음기(陰氣)가 생기므로 양(陽)을 보호하기 위해 문(門)을 닫게 되어 합문(闔門)이 되고, 오월(午月)에 속하여 다혈다기(多血多氣)를 주관합니다.

그리고 양명(陽明)에 속하는 태괘(兌卦)의 초효(初爻) 사(巳)와 사효(四爻) 해(亥)가 상응하여 사해(巳亥) 궐음풍목(厥陰風木)이 되고, 이효(二爻) 묘(卯)와 오효(五爻) 유(酉)가 상응하여 묘유(卯酉) 양명조금(陽明燥金)이 되고, 삼효(三爻) 축(丑)과 상효(上爻) 미(未)가 상응하여 축미(丑未) 태음습토(太陰濕土)가 됩니다. 그러므로 양명(陽明)은 궐음(厥陰), 태음(太陰)과 기운을 교류하게 됩니다.

3. 족양명위경(足陽明胃經)과 위(胃)

족양명위경(足陽明胃經)과 위(胃)를 어떻게 이해합니까?

六經	生成	卦象	天干 納甲	地支 納甲	納甲 臟腑	性質	先天 氣質	後天 作用	氣血 多少	開闔樞
足陽明 (金)	卯酉	兌金	丁火 (心)	巳卯丑	心, 肝, 脾	燥熱	午月 (夏至)	秋節 (申酉戌)	多血	闔門

〈족양명위경(足陽明胃經)의 역리(易理)〉

족양명위경(足陽明胃經)은 창름지관(倉廩之官)인 위장(胃腸)에 배속 되고, 위장(胃腸)은 간의지관(諫議之官)인 비장(脾臟)의 모장(牡臟)이 되며, 수양명대장경(手陽明大腸經)과 동계(同系)를 이루고 있습니다. 족양명위경(足陽明胃經)은 표(標)가 되고, 위장(胃腸)은 본(本)이 되며, 양명경(陽明經)은 삼양(三陽)의 합문(闔門)이 되어 양(陽)을 가두어 필요한 양기(陽氣)를 흡수하여 경맥(經脈)과 장부(臟腑)로 전달하게 됩니다.

그리고 족양명위경(足陽明胃經)은 위장(胃腸)을 위하여 노력하고, 위장(胃腸)의 기운이 나타나는 곳이며, 조금(燥金)을 주관하고, 수양명대장경(手陽明大腸經)과는 양명(陽明)으로 동계(同系)를 이루고 있으며, 족태음비경(足太陰脾經)과는 부부(夫婦)관계에 있습니다.

족양명위경(足陽明胃經)은 태괘(兌卦)에 속하여 금(金)의 성질을 갖고, 위장(胃腸)은 간괘(艮卦)에 속하여 토(土)의 성질을 갖고 있어 토생금(土生金)을 이루어 토금(土金)의 기운이 공존하고 있습니다.

4. 족양명위경(足陽明胃經)과 태괘(兌卦)의 천간납갑(天干納甲)

족양명위경(足陽明胃經)과 태괘(兌卦)의 천간납갑(天干納甲)을 어떻게 이해합니까?

족양명위경(足陽明胃經)은 태괘(兌卦)의 내괘(內卦)와 상응하며, 천간납갑(天干納甲)인 정(丁)과 지지납갑(地支納甲) 사묘축(巳卯丑)에 상합(相合)하는 정사(丁巳)·정묘(丁卯)·정축(丁丑)일에 족양명위경(足陽明胃經)의 기운이 왕성하여집니다. 족양명위경(足陽明胃經)은 양명(陽明)의 금(金 ; 兌卦의 金)에 속하여 위(胃)의 토기(土氣)를 받고, 천간납갑(天干納甲)은 화(火 ; 丁)에 속합니다. 그리고 족양명위경(足陽明胃經)은 천간납갑(天干納甲)의 정화(丁火)가 위(胃)의 토기(土氣)를 생(生)하고, 위토(胃土)는 양명(陽明)의 금기(金氣)를 생(生)하므로 화생토(火生土) 토생금(土生金)의 상생(相生) 관계를 유지하고 있습니다. 그리고 정화(丁火 ; 天干納甲)가 조금(燥金 ; 陽明)의 기운을 극(克)하고 있으므로 족양명위경(足陽明胃經)은 심장(心臟 ; 丁火)의 조절을 받고 있습니다.

조금(燥金)을 주관하는 족양명위경(足陽明胃經)은 정화(丁火 ; 心臟의 火氣)의 조절을 받아 양명(陽明)의 조기(燥氣)와 함께 위(胃)가 섭취한 수곡(水穀)에서 기(氣 ; 衛氣·榮氣·宗氣)를 만들어 심장(心臟)에 전달하는 것을 도와주고 있습니다.

5. 족양명위경(足陽明胃經)과 태괘(兌卦)의 지지납갑(地支納甲)

족양명위경(足陽明胃經)과 태괘(兌卦)의 지지납갑(地支納甲)을 어떻게 이해합니까?

【태괘(兌卦)의 초효(初爻) ; 사(巳) ; 심장(心臟)】

족양명위경(足陽明胃經)은 태괘(兌卦)에 속하여 금(金)이 되고, 초효(初爻)는 사화(巳火)로 화극금(火克金)의 관계이기 때문에 족양명위경(足陽明胃經)은 심장(心臟)의 기운으로 조절을 받게 됩니다. 족양명위경(足陽明胃經)은 위장(胃腸)을 위하여 노력하고, 위장(胃腸)은 빈장(牝臟)인 비(脾)를 위하여 노력합니다. 비(脾 ; 土)는 심장[火]과 화토동포(火土同胞)의 관계로 심장(心臟)을 위하여 혈액(血液)을 만드는 총사령관이 되어 위(胃), 소장(小腸), 대장(大腸)이 진액(津液)과 혈액을 생성하는 것을 총 감독하는 중요한 임무를 수행합니다. 그러므로 족양명위경(足陽明胃經)은 심장(心臟)으로부터 화기(火氣)를 받아 혈(血)의 생산을 위하여 노력하는 위(胃)와 비(脾)를 도와주고 있습니다.

【태괘(兌卦)의 이효(二爻) ; 묘(卯) ; 간(肝)】

족양명위경(足陽明胃經)은 태괘(兌卦)에 속하여 금(金)이 되고,

이효(二爻)는 묘목(卯木)이므로 금극목(金克木)의 관계이기 때문에 족양명위경(足陽明胃經)이 간(肝)의 기운을 조절하게 됩니다. 그러므로 족양명위경(足陽明胃經)은 간(肝)이 장혈(藏血)하고 산혈(散血)하는 기운을 조절하고, 간(肝)이 목극토(木克土)의 원리로 위장(胃腸)과 비장(脾臟)을 억제하는 것을 감시하는 기능을 갖게 되는 것입니다.

【태괘(兌卦)의 삼효(三爻) ; 축(丑) ; 비(脾)】

족양명위경(足陽明胃經)은 태괘(兌卦)에 속하여 금(金)이 되고, 삼효(三爻)는 축토(丑土)이므로 토생금(土生金)의 관계이기 때문에 족양명위경(足陽明胃經)은 비장(脾臟)의 기운을 받게 됩니다. 그러므로 족양명위경(足陽明胃經)은 비장(脾臟)을 도와 위장(胃腸)에 들어온 많은 습기(濕氣)를 양명(陽明)의 조열(燥熱)한 기운으로 건조(乾燥)시켜 비장(脾臟)이 지나치게 한습(寒濕)의 기운을 받지 않게 위장(胃腸)을 도와주게 됩니다. 그리고 비(脾)는 습기(濕氣)를 위장(胃腸)으로 보내어 족양명위경(足陽明胃經)이 너무 건조(乾燥)하지 않게 합니다.

6. 족양명위경(足陽明胃經)의 기능과 역리(易理)

족양명위경(足陽明胃經)의 기능을 역리(易理)로 어떻게 이해합니까?

족양명위경(足陽明胃經)의 기능은 첫째 자기가 주관하는 위장(胃腸)을 보호하고, 둘째 양명(陽明)으로 동계(同系)인 전도지관(傳道之官)의 대장(大腸)과 협력하여 일신(一身)의 기(氣)를 주관하는 폐(肺)를 도와주고, 셋째 부부(夫婦)관계에 있는 족태음비경(足太陰脾經)을 보호하여 비장(脾臟)이 통혈(統血)하는 기능을 보좌(補佐)하는 것입니다.

그리고 위장(胃腸)은 위기(衛氣)와 영기(榮氣)를 생산하는 중요한 일을 수행하기 때문에 족양명위경(足陽明胃經)은 첫째 위장의 곁을 떠나지 않게 되고, 둘째 대장(大腸)의 태도를 관찰하고, 셋째 비장(脾臟)의 안정을 위하여 경계를 강화하고 항상 내외(內外)로 연락을 취하는 임무를 수행하고 있습니다. 위장(胃腸)은 섭취한 음식물에서 진액(津液 ; 衛氣・榮氣・宗氣)을 흡수하여 심폐(心肺)에 공급하기 때문에 많은 활동을 하므로 피로(疲勞)하게 됩니다.

그러므로 족양명위경(足陽明胃經)은 위장(胃腸)에 시달리고, 폐(肺)를 위하여 장내(腸內)에 남아 있는 탁기(濁氣)를 배출하는 대장(大腸)에 시달립니다. 그리고 중앙에서 장부(臟腑)의 심부름꾼 역할을 수행하는 비장(脾臟)에 시달리게 됩니다. 그러므로 족양명위경(足陽明胃經)은 위장(胃腸), 대장(大腸), 비장(脾臟) 등에 항상 시달리고 있기 때문에 자신의 강적(强敵)인 풍열(風熱)과 풍한(風寒)의 침입을 방어하지 못하는 때가 있지만, 양명경(陽明經)의 합문(闔門)에서 양기(陽氣)가 머물러서 양명경(陽明經)이 건실하게 됩니다. 그러나 정기(正氣 ; 陽氣)가 약할 때 음식물이나 전경(傳經)된 사기(邪氣)가 침입하면 양명병(陽明病)이 나타나게 됩니다.

그리고 태괘(兌卦)의 화(火 ; 天干의 丁火)와 토(土 ; 地支의 丑, 未)가 화토동포(火土同胞)가 되어 토극수(土克水)의 원리로 풍한(風寒)의 한사(寒邪)를 물리쳐 사기(邪氣)를 퇴치(退治)하지만 정기(正氣)가 약하면 발병(發病)이 됩니다.

족양명위경(足陽明胃經)의 중요 직책은 양명(陽明)의 조금(燥金)을 이용하여 위장(胃腸)이 위기(衛氣)와 영기(榮氣)를 만들어 혈(血) 속의 정기(正氣)가 건실하게 도와주는 데 있습니다.

그러므로 족양명위경(足陽明胃經 ; 標)은 위장(胃腸 ; 本), 비장(脾臟 ; 一家 ; 三爻, 上爻), 대장(大腸 ; 同系), 심장(心臟 ; 初爻), 간(肝 ; 二爻)을 위하여 노력하게 됩니다.

7. 수양명대장경(手陽明大腸經)과 대장(大腸)

수양명대장경(手陽明大腸經)과 대장(大腸)을 어떻게 이해합니까?

六經	生成	卦象	天干 納甲	地支 納甲	納甲 臟腑	性質	先天 氣質	後天 作用	氣血 多少	開闔樞
手陽明 (金)	卯酉	兌金	丁火 (心)	亥酉未	腎, 肺, 脾	燥熱	午月 (夏至)	秋節 (申酉戌)	多氣	闔門

〈수양명대장경(手陽明大腸經)의 역리(易理)〉

수양명대장경(手陽明大腸經)은 전도지관(傳導之官)인 대장(大腸)에 배속되고, 대장(大腸)은 상부지관(相傅之官)인 폐(肺)의 모장(牡臟)이 되며, 족양명위경(足陽明胃經)과 동계(同系)를 이루고 있습니다. 수양명대장경(手陽明大腸經)은 표(標)가 되고, 대장(大腸)은 본(本)이 되며, 양명경(太陽經)은 삼양(三陽)의 합문(闔門)이 되어 양(陽)을 가두어 필요한 양기(陽氣)를 흡수하여 경맥(經脈)과 장부(臟腑)로 전달하게 됩니다.

그리고 수양명대장경(手陽明大腸經)은 대장(大腸)을 위하여 노력하고, 대장(大腸)의 기운이 나타나는 곳이며, 조금(燥金)을 주관하고, 족양명위경(足陽明胃經)과는 양명(陽明)으로 동계(同系)를 이루고 있으며, 수태음폐경(手太陰肺經)과는 부부(夫婦)관계에 있습니다.

수양명대장경(手陽明大腸經)은 태괘(兌卦)에 속하여 금(金)의 성질을 갖고, 대장(大腸)은 건괘(乾卦)에 속하여 금(金)의 성질이므로 금(金)의 기운이 왕성합니다.

8. 수양명대장경(手陽明大腸經)과 태괘(兌卦)의 천간납갑(天干納甲)

수양명대장경(手陽明大腸經)과 태괘(兌卦)의 천간납갑(天干納甲)을 어떻게 이해합니까?

수양명대장경(手陽明大腸經)은 태괘(兌卦)의 외괘(外卦)와 상응하며, 천간납갑(天干納甲)인 정(丁)과 지지납갑(地支納甲) 해유미(亥酉未)에 상합(相合)하는 정해(丁亥)·정유(丁酉)·정미(丁未)일에 수양명대장경(手陽明大腸經)의 기운이 왕성하여집니다. 수양명대장경(手陽明大腸經)은 양명(陽明)의 금(金 ; 兌卦의 金)에 속하고, 천간납갑(天干納甲)은 화(火 ; 丁)에 속합니다. 그리고 정화

(丁火 ; 天干納甲)가 양명조금(陽明燥金)의 기운을 극(克)하고 있으므로 수양명대장경(手陽明大腸經)은 심장(心臟 ; 丁火)의 조절을 받고 있습니다.

조금(燥金)을 주관하는 수양명대장경(手陽明大腸經)은 정화(丁火 ; 心臟의 火氣)의 조절을 받아 양명(陽明)의 조기(燥氣)와 함께 조열(燥熱)한 기운을 이용하여 대장(大腸)이 소화물(消化物)에서 수분(水分)을 흡수하는 것을 도와주고 있습니다.

9. 수양명대장경(手陽明大腸經)과 태괘(兌卦)의 지지납갑(地支納甲)

수양명대장경(手陽明大腸經)과 태괘(兌卦)의 지지납갑(地支納甲)을 어떻게 이해합니까?

【태괘(兌卦)의 사효(四爻) ; 해(亥) ; 신(腎)】

수양명대장경(手陽明大腸經)은 태괘(兌卦)에 속하여 금(金)이 되고, 사효(四爻)는 해수(亥水)로 금생수(金生水)의 관계이기 때문에 수양명대장경(手陽明大腸經)이 신(腎)의 기운을 생성하는 기능을 갖게 됩니다. 수양명대장경(手陽明大腸經)은 대장(大腸)을 위하여 노력하고, 대장(大腸)은 빈장(牝臟)인 폐(肺)를 위하여 노력합니다. 천(天)에 속하는 폐(肺)는 금생수(金生水)의 원리로 천기(天氣)를 흡입하여 지(地)에 속하는 신(腎)에 전달하여 명문화(命門火)의 기운을 생성하게 합니다. 그러므로 수양명대장경(手陽明大腸經)은 폐(肺)가 신(腎)에게 천기(天氣)를 공급하는 일을 도와주고 있습니다.

【태괘(兌卦)의 오효(五爻) ; 유(酉) ; 폐(肺)】

수양명대장경(手陽明大腸經)은 태괘(兌卦)에 속하여 금(金)이 되고, 오효(五爻)는 유금(酉金)의 폐(肺)가 됩니다. 그리고 수양명대장경(手陽明大腸經)은 자신의 주인인 대장(大腸)이 폐(肺)를 위하여 소화물(消化物)에서 수분(水分)과 전해질(電解質)을 흡수하는 일을 도와주게 됩니다. 폐(肺)는 대장(大腸)으로부터 음식물에서 섭취한 수기(水氣)를 이용하여 신기(腎氣)를 생성하게 합니다[金生水]. 그러므로 수양명대장경(手陽明大腸經)은 대장(大腸)과 폐(肺)를 위하여 노력하는 기능을 갖게 되는 것입니다.

【태괘(兌卦)의 상효(上爻) ; 미(未) ; 비(脾)】

수양명대장경(手陽明大腸經)은 태괘(兌卦)에 속하여 금(金)이 되고, 상효(上爻)는 미토(未土)이므로 토생금(土生金)의 관계이기 때문에 수양명대장경(手陽明大腸經)은 비장(脾臟)의 기운을 받게 됩니다. 그러므로 수양명대장경(手陽明大腸經)은 비장(脾臟)을 도와 대장(大腸)에 들어온 많은 수분(水分)을 양명(陽明)의 조열(燥熱)한 기운으로 건조(乾燥)시켜 비장(脾臟)이 지나치게 한습(寒濕)의 기운을 받지 않게 비장(脾臟)을 도와주게 됩니다. 그리고 비(脾)는 토생금(土生金)의 원리로 습기(濕氣)를 대장(大腸)으로 보내어 수양명대장경(手陽明大腸經)이 너무 건조하지 않게 합니다.

10. 수양명대장경(手陽明大腸經)의 기능과 역리(易理)

수양명대장경(手陽明大腸經)의 기능을 역리(易理)로 어떻게 이해합니까?

수양명대장경(手陽明大腸經)의 기능은 첫째 자기가 주관하는 대장(大腸)을 보호하고, 둘째 양명(陽明)으로 동계(同系)인 창름지관(倉廩之官)의 위장(胃腸)과 협력하여 일신(一身)의 혈(血)을 총괄하는 비(脾)를 도와주고, 셋째 부부(夫婦)관계에 있는 수태음폐경(手太陰肺經)을 보호하여 폐(肺)가 기(氣)를 주관하는 기능을 보좌(補佐)하는 것입니다.

그리고 대장(大腸)은 수분(水分)을 흡수하고 진액(津液)을 만들어 피부(皮膚)에 공급하여 피부를 윤택(潤澤)하게 하고, 위기(衛氣)를 보호하는 중요한 일을 수행하기 때문에 수양명대장경(手陽明大腸經)은 첫째 대장(大腸)의 곁을 떠나지 않게 되고, 둘째 위장(胃腸)의 태도를 관찰하고, 셋째 폐(肺)의 안정을 위하여 경계를 강화하고 항상 내외(內外)로 연락을 취하는 임무를 수행하고 있습니다. 대장(大腸)은 소장(小腸)에서 혈(血)을 생산하고 남은 수분(水分)을 흡수하여 피부(皮膚)에 공급하기 때문에 많은 활동을 하므로 피로하게 됩니다. 그러므로 수양명대장경(手陽明大腸經)은 대장(大腸)에 시달리고, 심폐(心肺)를 위하여 위기(衛氣)와 영기(榮氣)를 생산하는 위장(胃腸)에 시달립니다.

그리고 잠시도 쉬지 않고 전신(全身)에 기(氣)를 공급하는 폐

(肺)에 시달리게 됩니다. 그러므로 수양명대장경(手陽明大腸經)은 대장(大腸), 위장(胃腸), 폐(肺) 등에 항상 시달리고 있기 때문에 자신의 강적(强敵)인 풍열(風熱)과 풍한(風寒)의 침입을 방어하지 못하는 때가 있지만, 양명경(陽明經)의 합문(闔門)에 양기(陽氣)가 머물러서 양명경(陽明經)이 건실하게 됩니다. 그러나 정기(正氣 ; 陽氣)가 약할 때 음식물이나 전경(傳經)된 사기(邪氣)가 침입하면 양명병(陽明病)이 나타나게 됩니다.

그리고 태괘(兌卦)의 화(火 ; 天干의 丁火)와 토(土 ; 地支의 丑, 未)가 화토동포(火土同胞)가 되어 토극수(土克水)의 원리로 풍한(風寒)의 한사(寒邪)를 물리쳐 사기(邪氣)를 퇴치(退治)하지만 정기(正氣)가 약하면 발병(發病)이 됩니다.

수양명대장경(手陽明大腸經)의 중요 직책은 양명(陽明)의 조금(燥金)을 이용하여 대장(大腸)이 수분(水分)을 흡수하여 피부(皮膚)의 진액(津液)을 주관하고 위기(衛氣)를 건실하게 도와주는 데 있습니다. 그러므로 수양명대장경(手陽明大腸經 ; 標)은 대장(大腸 ; 本), 위장(胃腸 ; 同系), 폐(肺 ; 一家 ; 五爻), 신(腎 ; 四爻), 비(脾 ; 上爻)를 위하여 노력하게 됩니다.

제 5 절 소양경(少陽經)의 기능

1. 소양경(少陽經)의 이해

소양경(少陽經)을 어떻게 이해합니까?

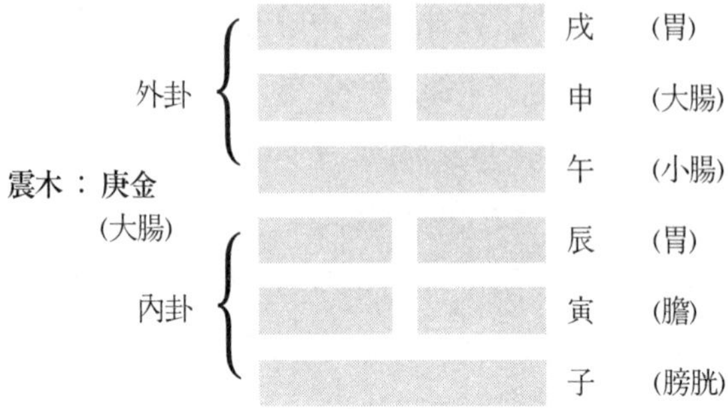

六經	生成	卦象	天干納甲	地支納甲	六經五行	六氣	先天氣質	後天作用	開闔樞	氣血多少
少陽	寅申	震木	庚金	子寅辰(內卦) 午申戌(外卦)	火	相火	戌月 (立冬)	中夏 (午)	樞門	少血(足經) 多氣(手經)

〈소양경(少陽經)의 역리(易理)〉

소양(少陽)은 지지(地支)의 인신(寅申)이 상응하여 생성됩니다. 그러므로 진괘(震卦)에서 내괘(內卦)의 중효(中爻)인 인(寅)과 외괘(外卦)의 중효(中爻)인 신(申)이 상합(相合)하여 소양(少陽)이 생성되기 때문에 소양경(少陽經)을 진괘(震卦)의 역리(易理)로 이해하면 됩니다. 그리고 족소양경(足少陽經)은 진괘(震卦)의 내괘(內卦)와 상응하고, 수소양경(手少陽經)은 진괘(震卦)의 외괘(外卦)와 상응합니다.

소양(少陽)은 술월(戌月)에 속하여 다기소혈(多氣少血)하고, 양경(陽經)의 추문(樞門)이 됩니다. 족소양담경(足少陽膽經)은 족경(足經)이므로 소혈(少血)하고, 수소양삼초경(手少陽三焦經)은 수경(手經)이므로 다기(多氣)합니다. 소양경(少陽經)으로 들어온 양기(陽氣)는 소양(少陽)이 추문(樞門)이므로 출입이 자유롭게 됩니다. 그러므로 사기(邪氣)가 소양경(少陽經)으로 전경(傳經)되면 병증(病證)이 음경맥(陰經脈)으로 들어가려고 합니다.

음식물과 함께 풍한서습조화(風寒暑濕燥火)의 육기(六氣)가 족소양담경(足少陽膽經)의 본(本)인 담(膽)으로 들어오면 풍한(風寒)의 사기(邪氣)를 족소양경(足少陽經)이 제일 먼저 받게 됩니다.

2. 소양경(少陽經)과 진괘(震卦)의 납갑(納甲)

소양경(少陽經)을 진괘(震卦)의 납갑(納甲)으로 이해할 수 있습니까?

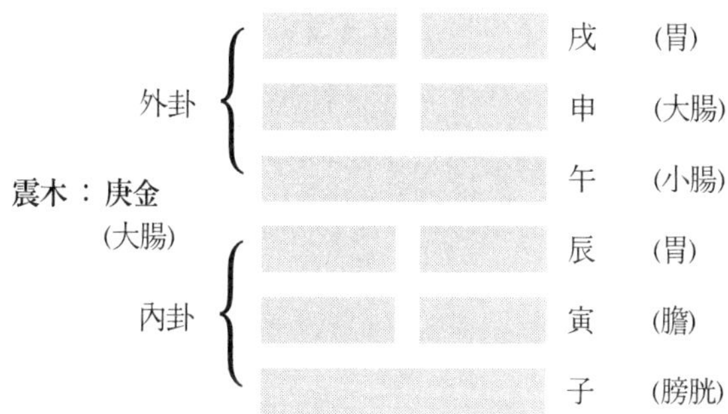

初爻와 四爻 → 子午少陰君火

二爻와 五爻 → 寅申少陽相火

三爻와 上爻 → 辰戌太陽寒水

〈소양경(少陽經)과 진괘(震卦)의 납갑(納甲)〉

소양(少陽)은 초양(初陽)으로 진목(震木)의 기운을 내장(內藏)하고, 소양(少陽)의 진목(震木)은 포태법(胞胎法)에서 목(木)은 신(申)에서 포(胞)하고 묘(卯)에서 왕(旺)합니다. 그리고 소양(少陽)의 선천(先天)은 술월(戌月)에 속하고 후천(後天)은 한여름[中夏 ; 午月]에 해당합니다.

그러므로 소양(少陽)은 술월(戌月)에 오음(五陰 ; 山地剝)이 생긴 기후의 기질(氣質)을 갖고, 한여름과 같은 기후의 작용을 합니다. 주기(主氣)에서 소양(少陽)이 작용하는 오월(午月)의 한여름에는 극열(極熱)하고 하지(夏至)가 있어 일양(一陽)이 생기므로 양(陽)의 기운이 자유롭게 출입하여 추문(樞門)이 되고, 술월(戌月)에 속하여 다기소혈(多氣少血)을 주관합니다.

그리고 소양(少陽)에 속하는 진괘(震卦)의 초효(初爻) 자(子)와 사효(四爻) 오(午)가 상응하여 자오(子午) 소음군화(少陰君火)가 되고, 이효(二爻) 인(寅)과 오효(五爻) 신(申)이 상응하여 인신(寅申) 소양상화(少陽相火)가 되고, 삼효(三爻) 진(辰)과 상효(上爻) 술(戌)이 상응하여 진술(辰戌) 태양한수(太陽寒水)가 됩니다. 그러므로 소양(少陽)은 소음(少陰) 태양(太陽)과 기운을 교류하게 됩니다.

3. 족소양담경(足少陽膽經)과 담(膽)

족소양담경(足少陽膽經)과 담(膽)을 어떻게 이해합니까?

六經	生成	卦象	天干 納甲	地支 納甲	納甲 臟腑	性質	先天 氣質	後天 作用	氣血 多少	開闔樞
足少陽 (火)	寅申	震木	庚金 (大腸)	子寅辰	膀胱, 膽, 胃	暴火	戌月 (立冬)	中夏 (午)	少血	樞門

〈족소양담경(足少陽膽經)의 역리(易理)〉

족소양담경(足少陽膽經)은 중정지관(中正之官)인 담(膽)에 배속되고, 담(膽)은 장군지관(將軍之官)인 간(肝)의 모장(牡臟)이 되며, 수소양삼초경(手少陽三焦經)과 동계(同系)를 이루고 있습니다. 족소양담경(足少陽膽經)은 표(標)가 되고, 담(膽)은 본(本)이 되며, 소양경(少陽經)은 삼양(三陽)의 추문(樞門)이 되어 양(陽)의 출입이 쉬워 양기(陽氣)가 상화(相火)의 기운을 도와 전신(全身)으로 전달하게 됩니다.

그리고 족소양담경(足少陽膽經)은 담(膽)을 위하여 노력하고, 담(膽)의 기운이 나타나는 곳이며, 상화(相火)를 주관하고, 수소양삼초경(手少陽三焦經)과는 소양(少陽)으로 동계(同系)를 이루고 있으며, 족궐음간경(足厥陰肝經)과는 부부(夫婦)관계에 있습니다.

족소양담경(足少陽膽經)에서 소양(少陽)은 상화(相火)를 주관하지만 진괘(震卦)에 속하여 목(木)과 화(火)의 성질을 갖고, 담(膽)도 진괘(震卦)에 속하여 목화(木火)의 기운이 왕성합니다.

4. 족소양담경(足少陽膽經)과 진괘(震卦)의 천간납갑(天干納甲)

족소양담경(足少陽膽經)과 진괘(震卦)의 천간납갑(天干納甲)을 어떻게 이해합니까?

족소양담경(足少陽膽經)은 진괘(震卦)의 내괘(內卦)와 상응하며, 천간납갑(天干納甲)인 경(庚)과 지지납갑(地支納甲) 자인진(子寅辰)에 상합(相合)하는 경자(庚子)·경인(庚寅)·경진(庚辰)일에 족소양담경(足少陽膽經)의 기운이 왕성하여집니다. 족소양담경(足少陽膽經)은 소양(少陽)의 상화(相火)와 진괘(震卦)의 목(木)에 속하고, 천간납갑(天干納甲)은 경금(庚金)에 속합니다. 그리고 경금(庚金 ; 天干納甲)이 진목(震木)의 기운을 극(克)하고 상화(相火)가 경금(庚金)을 극(克)하고 있으므로 족소양담경(足少陽膽經)의 화(火)는 대장(大腸)의 기운을 조절하고 대장(大腸)은 족소양담경(足少陽膽經)의 목(木) 기운을 조절하고 있습니다.

상화(相火)를 주관하는 족소양담경(足少陽膽經)은 경금(庚金 ; 大腸의 金氣)을 조절하여[火克金] 양명(陽明)의 조기(燥氣)를 유지시켜 대장(大腸)이 소화물에서 수분을 흡수하는 것을 조절하고 있습니다.

5. 족소양담경(足少陽膽經)과 진괘(震卦)의 지지납갑(地支納甲)

족소양담경(足少陽膽經)과 진괘(震卦)의 지지납갑(地支納甲)을 어떻게 이해합니까?

【진괘(震卦)의 초효(初爻) ; 자(子) ; 방광(膀胱)】

족소양담경(足少陽膽經)은 진괘(震卦)에 속하여 목(木)이 되고 초효(初爻)는 자수(子水)로 수생목(水生木)의 관계이기 때문에 방광(膀胱)이 족소양담경(足少陽膽經)의 기운을 생성하게 됩니다. 족소양담경(足少陽膽經)은 담(膽)을 위하여 노력하고, 담(膽)은 빈장(牝臟)인 간(肝)을 위하여 노력합니다.

감괘(坎卦)에 속하는 방광(膀胱)은 신(腎)과 명문(命門)의 수화(水火) 기운으로 족소양담경(足少陽膽經)이 상화(相火)를 주관할 수 있게 도와주게 됩니다. 그러므로 족소양담경(足少陽膽經)은 방광(膀胱)으로부터 수기(水氣)와 화기(火氣)를 받아 상화(相火)의 기능을 가지고 방광(膀胱)을 위하여 신(腎)이 보관하고 있는 정(精)을 감시하고 있습니다.

【진괘(震卦)의 이효(二爻) ; 인(寅) ; 담(膽)】

족소양담경(足少陽膽經)은 진괘(震卦)에 속하여 풍목(風木)이 되고 이효(二爻)는 인목(寅木)으로 담(膽)이 됩니다. 그리고 족소양담경(足少陽膽經)은 족소양(足少陽)의 양기(陽氣)와 진목(震木)의 상승하는 양기(陽氣)를 이용하여 폭급(暴急)한 상화(相火)의 기능을 가지게 됩니다.

【진괘(震卦)의 삼효(三爻) ; 진(辰) ; 위(胃)】

족소양담경(足少陽膽經)은 진괘(震卦)에 속하여 목(木)이 되고 삼효(三爻)는 진토(辰土)이므로 목극토(木克土)의 관계이기 때문에 족소양담경(足少陽膽經)은 위장(胃腸)의 기운을 조절하게 됩니다. 그러므로 족소양담경(足少陽膽經)은 소양(少陽)의 열기(熱氣)를 중초(中焦)에 공급하여 위(胃)가 섭취한 음식물의 소마(消磨)를 도와주게 됩니다. 그리고 위(胃)는 중초(中焦)의 기운을 이용하여 위기(衛氣)와 영기(榮氣)를 만들어 족소양경(足少陽經)의 기운에 보답합니다.

6. 족소양담경(足少陽膽經)의 기능과 역리(易理)

족소양담경(足少陽膽經)의 기능을 역리(易理)로 어떻게 이해합니까?

족소양담경(足少陽膽經)의 기능은 첫째 자기가 주관하는 담(膽)을 보호하고, 둘째 소양(少陽)으로 동계(同系)인 결독지관(決瀆之官)의 삼초(三焦)와 협력하여 일신(一身)의 군주(君主)인 심장(心臟)의 기능을 대행(代行)하는 심포(心包)를 도와주고, 셋째 부부(夫婦)관계에 있는 족궐음간경(足厥陰肝經)을 보호하여 간(肝)이 장혈(藏血)하고 산혈(散血)하는 기능을 보좌(補佐)하는 것입니다.

그리고 담(膽)은 간(肝)에서 생산된 담즙(膽汁 ; 金精)을 저장하여 농축(濃縮)하고 분사(噴射)하여 소화물(消化物)이 소장(小腸)에서 진액(津液)과 혈(血)로 만들어지게 도와주고, 신(腎)이 보관하고 있는 정(精)을 감시하여 골(骨)을 건실하게 하는 중요한 일을 수행하기 때문에 족소양담경(足少陽膽經)은 첫째 담(膽)의 곁을 떠나지 않게 되고, 둘째 삼초(三焦)의 태도를 관찰하고, 셋째 간(肝)의 안정을 위하여 경계를 강화하고 항상 내외(內外)로 연락을 취하는 임무를 수행하고 있습니다. 그러므로 족소양담경(足少陽膽經)은 담(膽)에 시달리고, 상초(上焦)와 중초(中焦), 하초(下焦)에 열기(熱氣)를 공급하는 삼초(三焦)에 시달립니다.

그리고 전신(全身)에 산혈(散血)하여 동(動)할 수 있게 하고 장혈(藏血)하여 정(靜)할 수 있게 하는 간(肝)에 시달리게 됩니다. 그러므로 족소양담경(足少陽膽經)은 담(膽), 삼초(三焦), 간(肝) 등에 항상 시달리고 있기 때문에 자신의 강적인 풍한(風寒)의 침입을 방어하지 못하는 때가 있지만, 소양경(少陽經)의 추문(樞門)으로 양기(陽氣)의 출입이 자유로워 소양경(少陽經)이 건실하게 됩니다. 그러나 정기(正氣 ; 陽氣)가 약할 때 음식물이나 전경(傳經)된 사기(邪氣)가 침입하면 소양병(少陽病)이 나타나게 됩니다.

그리고 진괘(震卦)의 토(土 ; 地支의 辰, 戌)가 토극수(土克水)의 원리로 풍한(風寒)의 한사(寒邪)를 물리쳐 사기(邪氣)를 퇴치(退治)하지만 정기(正氣)가 약하면 발병(發病)이 됩니다.

족소양담경(足少陽膽經)의 중요 직책은 소양(少陽)의 상화(相火)를 이용하여 담(膽)이 골(骨)을 보호하고 담즙을 분사(噴射)하게 도와주는 데 있습니다.

그러므로 족소양담경(足少陽膽經 ; 標)은 담(膽 ; 本), 삼초(三焦 ; 同系), 간(肝 ; 一家), 대장(大腸 ; 天干納甲의 庚), 방광(膀胱 ; 初爻), 위(胃 ; 三爻)를 위하여 노력하게 됩니다.

7. 수소양삼초경(手少陽三焦經)과 삼초(三焦)

수소양삼초경(手少陽三焦經)과 삼초(三焦)를 어떻게 이해합니까?

六經	生成	卦象	天干納甲	地支納甲	納甲臟腑	性質	先天氣質	後天作用	氣血多少	開闔樞
手少陽(火)	寅申	震木	庚金(大腸)	午申戌	小腸, 大腸, 胃	暴火	戌月(立冬)	中夏(午)	多氣	樞門

〈수소양삼초경(手少陽三焦經)의 역리(易理)〉

수소양삼초경(手少陽三焦經)은 결독지관(決瀆之官)인 삼초(三焦)에 배속되고, 삼초(三焦)는 심장(心臟)의 대행(代行)인 심포(心包)의 모장(牡臟)이 되며, 족소양담경(足少陽膽經)과 동계(同系)를 이루고 있습니다. 수소양삼초경(手少陽三焦經)은 표(標)가 되고, 삼초(三焦)는 본(本)이 되며, 소양경(少陽經)은 삼양(三陽)의 추문(樞門)이 되어 양(陽)의 출입이 쉬워 양기(陽氣)가 상화(相火)의 기운을 도와 전신(全身)으로 전달하게 됩니다.

그리고 수소양삼초경(手少陽三焦經)은 삼초(三焦)를 위하여 노력하고, 삼초(三焦)의 기운이 나타나는 곳이며, 상화(相火)를 주관하고, 족소양담경(足少陽膽經)과는 소양(少陽)으로 동계(同系)를 이루고 있으며, 수궐음심포경(手厥陰心包經)과는 부부(夫婦)관계에 있습니다.

수소양삼초경(手少陽三焦經)에서 소양(少陽)은 상화(相火)를 주관하지만 진괘(震卦)에 속하여 목(木)과 화(火)의 성질을 갖고, 삼초(三焦)도 이괘(離卦)에 속하여 화(火)의 기운이 왕성합니다.

8. 수소양삼초경(手少陽三焦經)과 진괘(震卦)의 천간납갑(天干納甲)

수소양삼초경(手少陽三焦經)과 진괘(震卦)의 천간납갑(天干納甲)을 어떻게 이해합니까?

수소양삼초경(手少陽三焦經)은 진괘(震卦)의 외괘(外卦)와 상응하며, 천간납갑(天干納甲)인 경(庚)과 지지납갑(地支納甲) 오신술(午辛戌)에 상합(相合)하는 경오(庚午)·경신(庚辛)·경술(庚戌)일에 수소양삼초경(手少陽三焦經)의 기운이 왕성하여집니다. 수소양삼초경(手少陽三焦經)은 소양(少陽)의 상화(相火)와 진괘(震卦)의 목(木)에 속하고, 천간납갑(天干納甲)은 경금(庚金)에 속합니다. 그리고 경금(庚金 ; 天干納甲)이 진목(震木)의 기운을 극(克)하고 상화(相火)가 경금(庚金)을 극(克)하고 있으므로 수소양삼초경(手少陽三焦經)의 화(火)는 대장(大腸)의 기운을 조절하고 대장(大腸)은 수소양삼초경의 목(木)의 기운을 조절하고 있습니다.

상화(相火)를 주관하는 수소양삼초경(手少陽三焦經)은 경금(庚

金 ; 大腸의 金氣)을 조절하여 양명(陽明)의 조기(燥氣)를 유지시켜 대장(大腸)이 소화물에서 수분을 흡수하는 것을 조절하고 있습니다.

9. 수소양삼초경(手少陽三焦經)과 진괘(震卦)의 지지납갑(地支納甲)

수소양삼초경(手少陽三焦經)과 진괘(震卦)의 지지납갑(地支納甲)을 어떻게 이해합니까?

【진괘(震卦)의 사효(四爻) ; 오(午) ; 소장(小腸)】

수소양삼초경(手少陽三焦經)은 진괘(震卦)에 속하여 목(木)이 되고 사효(四爻)는 오화(午火)로 목생화(木生火)의 관계이기 때문에 수소양삼초경(手少陽三焦經)의 목기(木氣 ; 相火氣運)가 소장(小腸)의 기운을 생성하는 기능을 갖게 됩니다. 수소양삼초경(手少陽三焦經)은 삼초(三焦)를 위하여 노력하고, 삼초(三焦)는 빈장(牝臟)인 심포(心包)를 위하여 노력합니다.

수소양삼초경(手少陽三焦經)은 소양(少陽)의 열기(熱氣)와 진목(震木)의 풍기(風氣)가 유동(遊動)하면서 소장(小腸)의 십육곡(十六曲)에 공급하여 소장(小腸)이 소화물(消化物)에서 혈(血)을 생산할 수 있게 도와주게 됩니다. 그러므로 수소양삼초경(手少陽三焦經)은 유동(遊動)하는 화기(火氣)를 이용하여 상초(上焦), 중초(中焦), 하초(下焦)로 나누어 오장(五臟)과 육부(六腑)에 열기(熱氣)를 공급하여 장부(臟腑)의 기능이 원활하게 합니다.

【진괘(震卦)의 오효(五爻) ; 신(申) ; 대장(大腸)】

수소양삼초경(手少陽三焦經)은 진괘(震卦)에 속하여 목(木)이 되고 오효(五爻)는 경금(庚金)이므로 진괘(震卦)의 천간납갑(天干納甲) 경(庚)의 설명과 동일합니다.

【진괘(震卦)의 상효(上爻) ; 술(戌) ; 위(胃)】

수소양삼초경(手少陽三焦經)은 진괘(震卦)에 속하여 목(木)이 되고 상효(上爻)는 진토(辰土)이므로 목극토(木克土)의 관계이기 때문에 수소양삼초경(手少陽三焦經)은 위장(胃腸)의 기운을 조절하게 됩니다. 그러므로 수소양삼초경(手少陽三焦經)은 유동(遊動)하는 소양(少陽)의 열기(熱氣)를 중조(中焦)에 공급하여 위(胃)가 섭취한 음식물의 소마(消磨)를 도와 위기(衛氣)·영기(榮氣)·종기(宗氣)의 생산을 도와주게 됩니다. 그리고 위(胃)는 중초(中焦)의 기운을 이용하여 위기(衛氣)와 영기(榮氣)를 만들어 수소양삼초경(手少陽三焦經)의 기운에 보답합니다.

10. 수소양삼초경(手少陽三焦經)의 기능과 역리(易理)

수소양삼초경(手少陽三焦經)의 기능을 역리(易理)로 어떻게 이해합니까?

수소양삼초경(手少陽三焦經)의 기능은 첫째 자기가 주관하는 삼초(三焦)를 보호하고, 둘째 소양(少陽)으로 동계(同系)인 중정지관(中正之官)의 담(膽)과 협력하여 장혈(藏血) 산혈(散血)하는 간(肝)을 도와주고, 셋째 부부(夫婦)관계에 있는 수궐음심포경(手厥陰心包經)을 보호하여 심포(心包)가 심장(心臟)을 위하여 대행(代行)할 수 있게 보좌(補佐)하는 것입니다.

그리고 삼초(三焦)는 유동(遊動)의 화(火)를 이용하고 상초(上焦)는 심폐(心肺)의 기능을 도와 호흡(呼吸)과 혈액의 순환(循環)을 활발하게 합니다. 그리고 중초(中焦)는 비위(脾胃)와 소장(小腸)과 대장(大腸)의 기능을 도와 소화(消化)를 잘 되게 하여 진액(津液)과 혈액(血液)을 생산하고, 하초(下焦)는 간신(肝腎)의 기능을 도와 명문(命門)의 기운을 생산하게 도와줍니다. 삼초(三焦)가 중요한 일을 수행하기 때문에 수소양삼초경(手少陽三焦經)은 첫째 삼초(三焦)의 곁을 떠나지 않게 되고, 둘째 담(膽)의 태도를 관찰하고, 셋째 심포(心包)의 안정을 위하여 경계를 강화하고 항상 내외(內外)로 연락을 취하는 임무를 수행하고 있습니다. 그러므로 수소양삼초경(手少陽三焦經)은 삼초(三焦)에 시달리고 담(膽)에 시달립니다.

그리고 심장(心臟)을 위하여 심장(心臟)의 일을 대행하는 심포(心包)에 시달리게 됩니다. 그러므로 수소양삼초경(手少陽三焦經)은 삼초(三焦), 담(膽), 심포(心包) 등에 항상 시달리고 있기 때문에 자신의 강적(强敵)인 풍한(風寒)의 침입을 방어하지 못하는 때가 있지만, 소양경(少陽經)의 추문(樞門)으로 양기(陽氣)의 출입이 자유로워 소양경(少陽經)이 건실하게 됩니다. 그러나 정기(正氣 ; 陽氣)가 약할 때 음식물이나 전경(傳經)된 사기(邪氣)가 침입하면 소양병(少陽病)이 나타나게 됩니다.

뿐만 아니라 진괘(震卦)의 토(土 ; 地支의 辰, 戌)가 토극수(土克水)의 원리로 풍한(風寒)의 한사(寒邪)를 물리쳐 사기(邪氣)를 퇴치(退治)하지만 정기(正氣)가 약하면 발병(發病)이 됩니다.

수소양삼초경(手少陽三焦經)의 중요 직책은 소양(少陽)의 상화(相火)를 이용하여 삼초(三焦)가 오장(五臟)과 육부(六腑)에 열기(熱氣)를 제공하게 도와주는 데 있습니다.

그러므로 수소양삼초경(手少陽三焦經 ; 標)은 삼초(三焦 ; 本), 담(膽 ; 同系), 심포(心包 ; 一家), 소장(小腸 ; 四爻), 대장(大腸 ; 天干納甲, 五爻), 위(胃 ; 上爻)를 위하여 노력하게 됩니다.

제 6 절　태음경(太陰經)의 기능

1. 태음경(太陰經)의 이해

태음경(太陰經)을 어떻게 이해합니까?

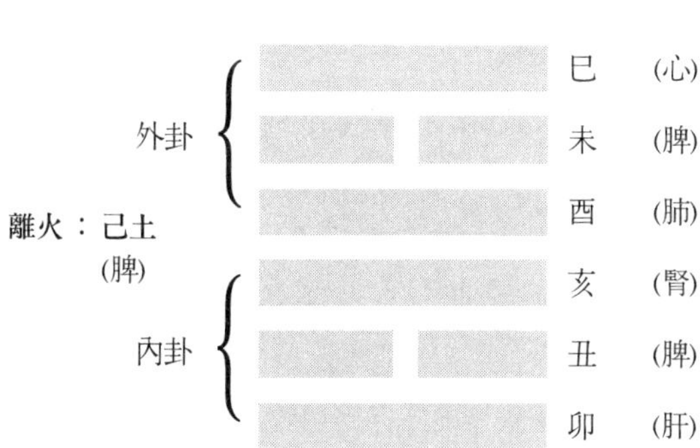

六經	生成	卦象	天干納甲	地支納甲	六經五行	六氣	先天氣質	後天作用	開闔樞	氣血多少
太陰	丑未	離火	己土	卯丑亥(內卦) 酉未巳(外卦)	土	濕土	子月(冬至)	長夏(未)	開門	少血(足經) 多氣(手經)

〈태음경(太陰經)의 역리(易理)〉

태음(太陰)은 지지(地支)의 축미(丑未)가 상응하여 생성됩니다. 그러므로 이괘(離卦)에서 내괘(內卦)의 중효(中爻)인 축(丑)과 외괘(外卦)의 중효(中爻)인 미(未)가 상합(相合)하여 태음(太陰)이 생성되기 때문에 태음경(太陰經)은 이괘(離卦)의 역리(易理)로 이해하면 됩니다. 그리고 족태음경(足太陰經)은 이괘(離卦)의 내괘(內卦)와 상응하고, 수태음경(手太陰經)은 이괘(離卦)의 외괘(外卦)와 상응합니다.

태음(太陰)은 자월(子月)에 속하여 다기소혈(多氣少血)하고, 음경(陰經)의 개문(開門)이 됩니다. 족태음비경(足太陰脾經)은 족경(足經)이므로 소혈(少血)하고, 수태음폐경(手太陰肺經)은 수경(手經)으로 다기(多氣)합니다. 삼음(三陰)에서 일신(一身)의 모든 음기(陰氣)는 항상 열려 있어서 닫지 않는 태음(太陰)의 개문(開門)을 통하여 여러 경맥(經脈)으로 흩어지게 되므로 풍한서습조화(風寒暑濕燥火)의 육기(六氣)가 아무런 장애 없이 비(脾)와 폐(肺)로 들어가게 됩니다.

2. 태음경(太陰經)과 이괘(離卦)의 납갑(納甲)

태음경(太陰經)을 이괘(離卦)의 납갑(納甲)으로 이해할 수 있습니까?

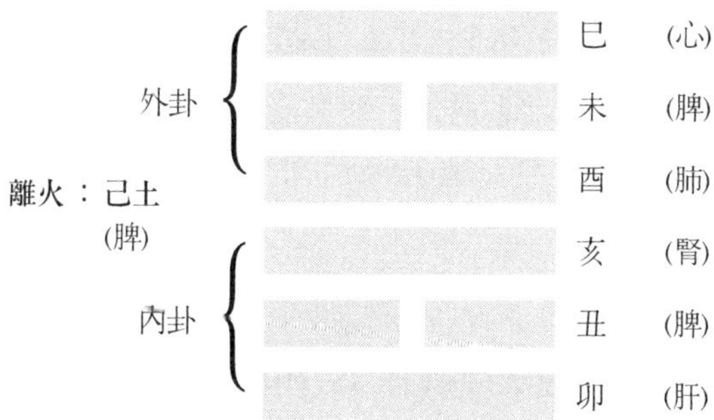

初爻와 四爻 → 卯酉陽明燥金
二爻와 五爻 → 丑未太陰濕土
三爻와 上爻 → 巳亥厥陰風木

〈태음경(太陰經)과 이괘(離卦)의 납갑(納甲)〉

태음(太陰)은 지음(至陰)으로 이화(離火)의 기운을 내장(內藏)하고, 포태법(胞胎法)에서 태음(太陰) 토(土)는 사(巳)에서 포(胞)하고 자(子)에서 왕(旺)합니다. 그리고 태음(太陰)의 선천(先天)은 자월(子月)에 속하고 후천(後天)은 늦여름[長夏 ; 未月]에 해당합니다.

그러므로 태음(太陰)은 자월(子月)의 동지(冬至)에 일음(一陰)이 생기는 기후의 기질(氣質)을 갖고, 장하(長夏)와 같은 기후의 작용을 합니다. 태음(太陰)이 작용하는 늦여름에는 하지(夏至)에 생긴 음기(陰氣)가 하강하므로 음(陰)의 기운이 들어오기 때문에 삼음(三陰)의 개문(開門)이 되고, 해월(亥月)에 속하여 다기소혈(多氣少血)을 주관합니다.

그리고 태음(太陰)에 속하는 이괘(離卦)의 초효(初爻) 묘(卯)와 사효(四爻) 유(酉)가 상응하여 묘유(卯酉) 양명조금(陽明燥金)이 되고, 이효(二爻) 축(丑)과 오효(五爻) 미(未)가 상응하여 축미(丑未) 태음습토(太陰濕土)가 되고, 삼효(三爻) 해(亥)와 상효(上爻) 사(巳)가 상응하여 사해(巳亥) 궐음풍목(厥陰風木)이 됩니다. 그러므로 태음(太陰)은 양명(陽明), 궐음(厥陰)과 기운을 교류하게 됩니다.

3. 족태음비경(足太陰脾經)과 비(脾)

족태음비경(足太陰脾經)과 비(脾)를 어떻게 이해합니까?

六經	生成	卦象	天干 納甲	地支 納甲	納甲 臟腑	性質	先天 氣質	後天 作用	氣血 多少	開闔樞
足太陰 (土)	丑未	離火	己土 (脾)	卯丑亥	肝, 脾, 腎	濕土	子月 (冬至)	長夏 (未)	少血	開門

〈족태음비경(足太陰脾經)의 역리(易理)〉

족태음비경(足太陰脾經)은 간의지관(諫議之官)인 비(脾)에 배속되고, 비(脾)는 창름지관(倉廩之官)인 위(胃)의 빈장(牝臟)이 되며, 수태음폐경(手太陰肺經)과 동계(同系)를 이루고 있습니다. 족태음비경(足太陰脾經)은 표(標)가 되고, 비(脾)는 본(本)이 되며, 태음경(太陰經)은 삼음(三陰)의 개문(開門)이 되어 정기(正氣)의 출입이 쉬워 양기(陽氣)가 습토(濕土)의 기운을 도와 전신(全身)으로 전달하게 됩니다.

그리고 족태음비경(足太陰脾經)은 비(脾)를 위하여 노력하고, 비(脾)의 기운이 나타나는 곳이며, 습토(濕土)를 주관하고, 수태음폐경(手太陰肺經)과는 태음(太陰)으로 동계(同系)를 이루고 있으며, 족양명위경(足厥陰肝經)과는 부부(夫婦)관계에 있습니다.

족태음비경(足太陰脾經)은 태음(太陰) 습토(濕土)를 주관하지만 이괘(離卦)에 속하여 토(土)와 화(火)의 성질을 갖고, 비(脾)도 곤괘(坤卦)에 속하여 화토동포(火土同胞)하여 화(火)를 내포한 토(土)의 기운이 왕성합니다.

4. 족태음비경(足太陰脾經)과 이괘(離卦)의 천간납갑(天干納甲)

족태음비경(足太陰脾經)과 이괘(離卦)의 천간납갑(天干納甲)을 어떻게 이해합니까?

족태음비경(足太陰脾經)은 이괘(離卦)의 내괘(內卦)와 상응하며, 천간납갑(天干納甲)인 기(己)와 지지납갑(地支納甲) 묘축해(卯丑亥)에 상합(相合)하는 기묘(己卯)·기축(己丑)·기해(己亥)일에 족태음비경(足太陰脾經)의 기운이 왕성하여집니다. 족태음비경(足太陰

脾經)은 태음(太陰)의 습토(濕土)와 이괘(離卦)의 화(火)에 속하고, 천간납갑(天干納甲)은 기토(己土)에 속합니다. 그리고 이화(離火)가 기토(己土 ; 天干納甲)와 태음(太陰)의 습토(濕土) 기운을 생(生)하고 있으므로 족태음비경(足太陰脾經)의 토(土), 화(火)는 비(脾)의 기운을 생기게 하고 비(脾)는 족태음비경(足太陰脾經)의 습토(濕土) 기운을 보충하고 있습니다.

습토(濕土)를 주관하는 족태음비경(足太陰脾經)은 기토(己土 ; 脾의 濕土氣)를 생성하여 태음(太陰)의 습기(濕氣)를 유지시켜 비(脾)가 진액(津液)과 혈(血)을 생산하는 총사령(總司令)의 기능을 도와주고 있습니다.

5. 족태음비경(足太陰脾經)과 이괘(離卦)의 지지납갑(地支納甲)

족태음비경(足太陰脾經)과 이괘(離卦)의 지지납갑(地支納甲)을 어떻게 이해합니까?

【이괘(離卦)의 초효(初爻) ; 묘(卯) ; 간(肝)】

족태음비경(足太陰脾經)은 이괘(離卦)에 속하여 화(火)가 되고, 초효(初爻)는 묘목(卯木)으로 목생화(木生火)의 관계이기 때문에 간(肝)이 족태음비경(足太陰脾經)의 기운을 도와주게 됩니다. 족태음비경(足太陰脾經)은 비(脾)를 위하여 노력하고, 비(脾)는 모장(牡臟)인 위(胃)를 위하여 노력합니다.

손괘(巽卦)에 속하는 간(肝)은 산혈(散血)하여 비(脾)가 주관하고 있는 사지(四肢)에 혈(血)을 공급하여 음식물을 섭취하도록 족태음비경(足太陰脾經)을 도와주게 됩니다. 그러므로 족태음비경(足太陰脾經)은 간(肝)으로부터 혈(血) 속의 풍기(風氣)와 화기(火氣)를 받아 습토(濕土)의 기능을 보강(補强)하여 기육(肌肉)이 활동 할 수 있는 토대를 마련하고 있습니다.

【이괘(離卦)의 이효(二爻) ; 축(丑) ; 비(脾)】

족태음비경(足太陰脾經)은 이괘(離卦)에 속하여 이화(離火)가 되고, 이효(二爻)의 축토(丑土)는 비(脾)가 됩니다. 그리고 족태음비경(足太陰脾經)은 족태음(足太陰)의 습기(濕氣)와 이화(離火)의 양기(陽氣)를 이용하여 뜨거운 습토(濕土)의 기능을 가지게 됩니다.

【이괘(離卦)의 삼효(三爻) ; 해(亥) ; 신(腎)】

족태음비경(足太陰脾經)은 이괘(離卦)에 속하여 화(火)가 되고, 삼효(三爻)는 해수(亥水)이므로 수극화(水克火)의 관계이기 때문에 족태음비경은 신(腎)으로부터 조절받게 됩니다. 그러므로 족태음비경(足太陰脾經)은 신(腎)이 주관하는 수액(水液)의 기운을 받고, 태음(太陰)의 토기(土氣)를 이용하여 신(腎)의 지나친 간섭[土克水]을 배제하게 됩니다. 그리고 족태음비경(足太陰脾經)은 토극수(土克水)의 원리로 신(腎)에게 습기(濕氣)를 넘겨주어 자신의 기운을 조절하게 합니다.

6. 족태음비경(足太陰脾經)의 기능과 역리(易理)

족태음비경(足太陰脾經)의 기능을 역리(易理)로 어떻게 이해합니까?

족태음비경(足太陰脾經)의 기능은 첫째 자기가 주관하는 비(脾)를 보호하고, 둘째 태음(太陰)으로 동계(同系)인 상부지관(相傅之官)의 폐(肺)와 협력하여 일신(一身)의 청결(淸潔)을 위하여 음식물의 잔해(殘骸)를 처리하는 대장(大腸)을 도와주고, 셋째 부부(夫婦)관계에 있는 족양명위경(足陽明胃經)을 보호하여 위장(胃腸)의 소화작용을 보좌(補佐)하는 것입니다.

그리고 비(脾)는 위장(胃腸), 소장(小腸), 대장(大腸)을 총괄하여 군주(君主)인 심장(心臟)을 위하여 혈액(血液)을 생산하고, 사지(四肢)를 통솔하여 음식을 섭취하기 위하여 노력하는 중요한 일을 수행하기 때문에 족태음비경(足太陰脾經)은 첫째 비(脾)의 곁을 떠나지 않게 되고, 둘째 폐(肺)의 태도를 관찰하고, 셋째 위장(胃腸)의 안정을 위하여 경계를 강화하고 항상 내외(內外)로 연락을 취하는 임무를 수행하고 있습니다. 그러므로 족태음비경(足太陰脾經)은 비(脾)에 시달리고, 잠시도 쉬지 못하고 호흡(呼吸)을 주관하는 폐(肺)에 시달립니다.

그리고 섭취한 음식물에서 위기(衛氣)와 영기(榮氣)를 생산하는 위장(胃腸)에 시달리게 됩니다. 그러므로 족태음비경(足太陰脾經)은 비(脾), 폐(肺), 위(胃) 등에 항상 시달리고 있기 때문에 자신의 강적(强敵)인 풍한(風寒)의 침입을 방어하지 못하는 때가 있지만, 태음경(太陰經)은 삼음(三陰)의 개문(開門)으로 양기(陽氣)를 받아들여 태음경(太陰經)이 건실하게 됩니다. 그러나 정기(正氣 ; 陽氣)가 약할 때 음식물이나 전경(傳經)된 사기(邪氣)가 침입하면 태음병(太陰病)이 나타나게 됩니다.

그리고 이괘(離卦)의 토(土 ; 地支의 丑, 未)가 토극수(土克水)의 원리로 풍한(風寒)의 한사(寒邪)를 물리쳐 사기(邪氣)를 퇴치(退治)하지만 정기(正氣)가 약하면 발병(發病)이 됩니다.

족태음비경(足太陰脾經)의 중요 직책은 태음(太陰)의 습토(濕土)를 이용하여 비(脾)가 사지(四肢)를 주관하여 활동을 할 수 있게 진액(津液)과 혈액(血液)을 생산하게 도와주는 데 있습니다.

그러므로 족태음비경(足太陰脾經 ; 標)은 비(脾 ; 本, 天干納甲의 己), 폐(肺 ; 同系), 위(胃 , 家), 간(肝 ; 初爻), 신(腎 ; 三爻)을 위하여 노력하게 됩니다.

7. 수태음폐경(手太陰肺經)과 폐(肺)

수태음폐경(手太陰肺經)과 폐(肺)를 어떻게 이해합니까?

六經	生成	卦象	天干 納甲	地支 納甲	納甲 臟腑	性質	先天 氣質	後天 作用	氣血 多少	開闔樞
手太陰 (土)	丑未	離火	己土 (脾)	酉未巳	肺, 脾, 心	濕土	子月 (冬至)	長夏 (未)	多氣	開門

〈수태음폐경(手太陰肺經)의 역리(易理)〉

수태음폐경(手太陰肺經)은 상부지관(相傅之官)인 폐(肺)에 배속되고, 폐(肺)는 전도지관(傳道之官)인 대장(大腸)의 모장(牡臟)이 되며, 족태음비경(足太陰脾經)과 동계(同系)를 이루고 있습니다. 수태음폐경(手太陰肺經)은 표(標)가 되고, 폐(肺)는 본(本)이 되며, 태음경(太陰經)은 삼음(三陰)의 개문(開門)이 되어 정기(正氣)의 출입이 쉬워 양기(陽氣)가 습토(濕土)의 기운을 도와 전신(全身)으로 전달하게 됩니다.

그리고 수태음폐경(手太陰肺經)은 폐(肺)를 위하여 노력하고, 폐(肺)의 기운이 나타나는 곳이며, 습토(濕土)를 주관하고, 족태음비경(足太陰脾經)과는 태음(太陰)으로 동계(同系)를 이루고 있으며, 수양명대장경(手陽明大腸經)과는 부부(夫婦)관계에 있습니다.

수태음폐경(手太陰肺經)은 태음(太陰) 습토(濕土)를 주관하지만 이괘(離卦)에 속하여 토(土)와 화(火)의 성질을 갖고, 폐(肺)는 태괘(兌卦)에 속하여 토생금(土生金)의 관계로 화(火)를 내포한 습토(濕土)와 금(金)의 기운이 왕성하게 됩니다.

8. 수태음폐경(手太陰肺經)과 이괘(離卦)의 천간납갑(天干納甲)

수태음폐경(手太陰肺經)과 이괘(離卦)의 천간납갑(天干納甲)을 어떻게 이해합니까?

수태음폐경(手太陰肺經)은 이괘(離卦)의 외괘(外卦)와 상응하며, 천간납갑(天干納甲)인 기(己)와 지지납갑(地支納甲) 유미사(酉未巳)에 상합(相合)하는 기유(己酉) · 기미(己未) · 기사(己巳)일에 수태음폐경(手太陰肺經)의 기운이 왕성하여집니다. 수태음폐경(手太陰肺經)은 태음(太陰)의 습토(濕土)와 이괘(離卦)의 화(火)에 속하고, 천간납갑(天干納甲)은 기토(己土)에 속합니다. 그리고 이화(離火)가 기토(己土 ; 天干納甲)와 태음(太陰)의 습토(濕土) 기운을 생(生)하고 있으므로 족태음비경(足太陰脾經)의 토(土), 화(火)는 폐(肺)의 기운을 생기게 하고 폐(肺)는 수태음폐경(手太陰肺經)의 습토(濕土) 기운을 보충하고 있습니다.

습토(濕土)를 주관하는 수태음폐경(手太陰肺經)은 기토(己土 ; 肺의 濕土氣)를 생성하여 태음(太陰)의 습기(濕氣)를 유지시켜 폐(肺)가 천기(天氣)를 흡입하고 탁기(濁氣)를 배출하는 호흡의 기능을 도와주고 있습니다.

9. 수태음폐경(手太陰肺經)과 이괘(離卦)의 지지납갑(地支納甲)

수태음폐경(手太陰肺經)과 이괘(離卦)의 지지납갑(地支納甲)을 어떻게 이해합니까?

【이괘(離卦)의 사효(四爻) ; 유(酉) ; 폐(肺)】

수태음폐경(手太陰肺經)은 이괘(離卦)에 속하여 화(火)가 되고,

사효(四爻)는 유금(酉金)이므로 화극금(火克金)의 관계로 수태음폐경(手太陰肺經)이 폐(肺)에게 열기(熱氣)를 제공하여 폐(肺)가 풍한(風寒)의 기운을 물리치게 도와줍니다.

【이괘(離卦)의 오효(五爻) ; 미(未) ; 비(脾)】

수태음폐경(手太陰肺經)은 이괘(離卦)에 속하여 이화(離火)가 되고, 오효(五爻)는 미토(未土)이므로 화생토(火生土)의 관계가 됩니다. 그러므로 수태음폐경(手太陰肺經)은 이괘(離卦)의 화기(火氣)를 이용하여 태음(太陰) 습토(濕土)의 기운을 비(脾)에 공급하여 비기(脾氣)를 충실하게 합니다.

【이괘(離卦)의 상효(上爻) ; 사(巳) ; 심(心)】

수태음폐경(手太陰肺經)은 이괘(離卦)에 속하여 화(火)가 되고, 상효(上爻)는 사화(巳火)로 화기(火氣)가 왕성한 관계이기 때문에 수태음폐경(手太陰肺經)은 천기(天氣)를 흡입하여 이화(離火)의 열기(熱氣)를 군주(君主)인 심장(心臟)에 공급하여 안정을 도모하게 됩니다.

그리고 심장(心臟)은 수태음폐경(手太陰肺經)으로부터 받은 신선(新鮮)한 천기(天氣)와 태음(太陰)의 습기(濕氣)와 이괘(離卦)의 화기(火氣)를 이용하여 전신(全身)에 혈액과 함께 천(天)의 양기(陽氣)를 보내어 생명활동을 영위하게 됩니다.

10. 수태음폐경(手太陰肺經)의 기능과 역리(易理)

수태음폐경(手太陰肺經)의 기능을 역리(易理)로 어떻게 이해합니까?

수태음폐경(手太陰肺經)의 기능은 첫째 자기가 주관하는 폐(肺)를 보호하고, 둘째 태음(太陰)으로 동계(同系)인 간의지관(諫議之官)의 비(脾)와 협력하여 섭취한 음식물을 소마(消磨)하여 위기(衛氣)와 영기(榮氣)를 생산하는 위장(胃腸)을 도와주고, 셋째 부부(夫婦)관계에 있는 수양명대장경(手陽明大腸經)을 보호하여 대장(大腸)의 기능을 도와주는 것입니다.

그리고 폐(肺)는 백맥(百脈)을 주관하고 천기(天氣)를 흡입[吸氣]하여 전신(全身)에 공급하며, 사용하고 남은 탁기(濁氣)를 모아 배출[呼氣]하는 중요한 일을 수행하기 때문에 수태음폐경(手太陰肺經)은 첫째 폐(肺)의 곁을 떠나지 않게 되고, 둘째 비(脾)의 태도를 관찰하고, 셋째 대장(大腸)의 안정을 위하여 경계를 강화하고 항상 내외(內外)로 연락을 취하는 임무를 수행하고 있습니다. 그러므로 수태음폐경(手太陰肺經)은 폐(肺)에 시달리고, 진액과 혈액의 생산을 총괄하고 활동의 주체가 되는 사지(四肢)를 관리하는 장부(臟腑)의 심부름꾼인 비(脾)에 시달립니다.

그리고 섭취한 음식물에서 진액과 혈액을 만들고 남은 찌꺼기를 모아 배출하는 대장(大腸)에 시달리게 됩니다. 그러므로 수태음폐경(手太陰肺經)은 폐(肺), 비(脾), 대장(大腸) 등에 항상 시달리고 있기 때문에 자신의 강적(强敵)인 풍한(風寒)의 침입을 방어하지 못하는 때가 있지만, 태음경(太陰經)은 삼음(三陰)의 개문(開門)으로 정기(正氣)를 받아들여 태음경이 건실하게 됩니다. 그러나 정기(正氣 ; 陽氣)가 약할 때 음식물이나 전경(傳經)된 사기(邪氣)가 침입하면 태음병(太陰病)이 나타나게 됩니다.

그리고 이괘(離卦)의 토(土 ; 地支의 丑, 未)가 토극수(土克水)의 원리로 풍한(風寒)의 한사(寒邪)를 물리쳐 사기(邪氣)를 퇴치(退治)하지만 정기(正氣)가 약하면 발병(發病)이 됩니다.

수태음폐경(手太陰肺經)의 중요 직책은 태음(太陰)의 습토(濕土)를 이용하여 폐(肺)가 호흡을 주관할 수 있게 진액(津液)과 양기(陽氣)를 공급하는 데 있습니다.

그러므로 수태음폐경(手太陰肺經 ; 標)은 폐(肺 ; 本, 四爻), 비(脾 ; 同系, 天干納甲의 己, 五爻), 대장(大腸 ; 一家), 심장(心臟 ; 上爻)을 위하여 노력하게 됩니다.

제 7 절 소음경(少陰經)의 기능

1. 소음경(少陰經)의 이해

소음경(少陰經)을 어떻게 이해합니까?

소음(少陰)은 지지(地支)의 자오(子午)가 상응하여 생성됩니다. 그러므로 간괘(艮卦)에서 내괘(內卦)의 중효(中爻)인 오(午)와 외

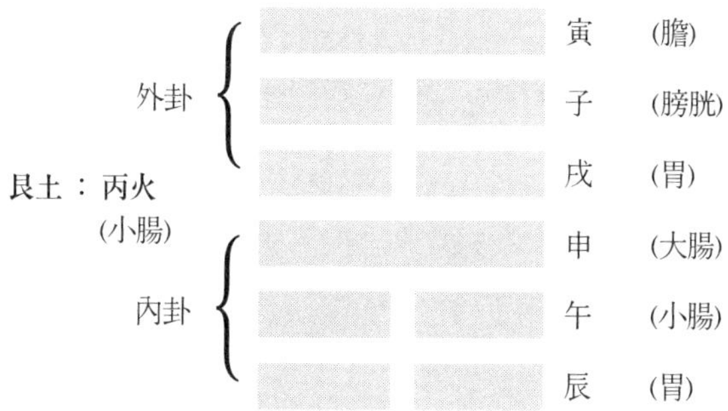

六經	生成	卦象	天干納甲	地支納甲	六經五行	六氣	先天氣質	後天作用	開闔樞	氣血多少
少陰	子午	艮土	丙火	辰午申(內卦) 戌子寅(外卦)	火	君火	亥月 (立冬)	初夏 (巳)	樞門	少血(足經) 多氣(手經)

〈소음경(少陰經)의 역리(易理)〉

괘(外卦)의 중효(中爻)인 자(子)가 상합(相合)하여 소음(少陰)이 생성되기 때문에 소음경(少陰經)은 간괘(艮卦)의 역리(易理)로 이해하면 됩니다. 그리고 족소음경(足少陰經)은 간괘(艮卦)의 내괘(內卦)와 상응하고, 수소음경(手少陰經)은 간괘(艮卦)의 외괘(外卦)와 상응합니다.

소음(少陰)은 해월(亥月)에 속하여 다기소혈(多氣少血)하고, 음경(陰經)의 추문(樞門)이 됩니다. 족소음신경(足少陰腎經)은 족경(足經)이므로 소혈(少血)하고, 수소음심경(手少陰心經)은 수경(手經)으로 다기(多氣)합니다. 삼음(三陰)에서 일신(一身)의 모든 정기(正氣)는 항상 출입이 자유로운 소음(少陰)의 추문(樞門)을 통하여 여러 경맥(經脈)으로 출입하므로 풍한서습조화(風寒暑濕燥火)의 육기(六氣)가 아무런 장애 없이 신(腎)과 심(心)으로 들어가게 됩니다.

2. 소음경(少陰經)과 간괘(艮卦)의 납갑(納甲)

소음경(少陰經)을 간괘(艮卦)의 납갑(納甲)으로 이해할 수 있습니까?

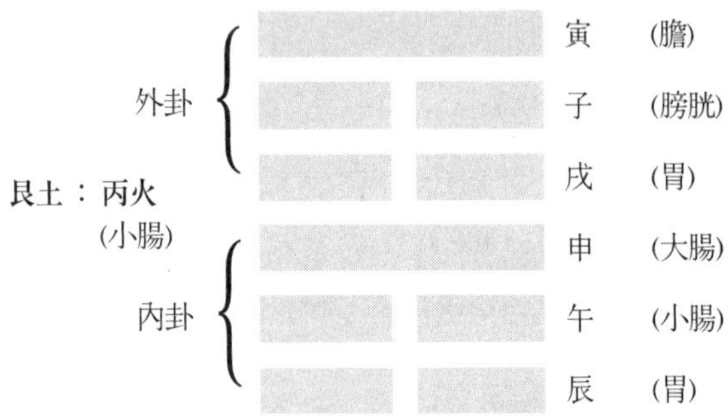

初爻와 四爻 → 辰戌太陽寒水
二爻와 五爻 → 子午少陰君火
三爻와 上爻 → 寅申少陽相火

〈소음경(少陰經)과 간괘(艮卦)의 납갑(納甲)〉

소음(少陰)은 초음(初陰)으로 간토(艮土)의 기운을 내장(內藏)하고, 포태법(胞胎法)에서 소음(少陰) 화(火)는 해(亥)에서 포(胞)하고 오(午)에서 왕(旺)합니다. 그리고 소음(少陰)의 선천(先天)은 해월(亥月)에 속하고 후천(後天)은 초여름[初夏 ; 巳月]에 해당합니다.

그러므로 소음(少陰)은 해월(亥月)의 순음무양(純陰無陽 ; 重地坤)한 기후의 기질(氣質)을 갖고, 초여름[初夏]과 같은 기후의 작용을 합니다. 소음(少陰)이 작용하는 초여름[初夏 ; 巳月]에는 순양무음(純陽無陰 ; 重天乾)으로 음기(陰氣)가 빠져나가 음(陰)의 기운이 자유롭게 출입하여 삼음(三陰)의 추문(樞門)이 되고, 해월(亥月)에 속하여 다기소혈(多氣少血)을 주관합니다.

그리고 소음(少陰)에 속하는 간괘(艮卦)의 초효(初爻) 진(辰)과 사효(四爻) 술(戌)이 상응하여 진술(辰戌) 태양한수(太陽寒水)가 되고, 이효(二爻) 오(午)와 오효(五爻) 자(子)가 상응하여 자오(子午) 소음군화(少陰君火)가 되고, 삼효(三爻) 신(申)과 상효(上爻) 인(寅)이 상응하여 인신(寅申) 소양상화(少陽相火)가 됩니다. 그러므로 소음(少陰)은 태양(太陽), 소양(少陽)과 기운을 교류하게 됩니다.

3. 족소음신경(足少陰腎經)과 신(腎)

족소음신경(足少陰腎經)과 신(腎)을 어떻게 이해합니까?

六經	生成	卦象	天干 納甲	地支 納甲	納甲 臟腑	性質	先天 氣質	後天 作用	氣血 多少	開闔樞
足少陰 (火)	子午	艮土	丙火 (小腸)	辰午申	胃, 小腸, 大腸	君火	亥月 (立冬)	初夏 (巳)	少血	樞門

〈족소음신경(足少陰腎經)의 역리(易理)〉

족소음신경(足少陰腎經)은 작강지관(作强之官)인 신(腎)에 배속되고, 신(腎)은 주도지관(州都之官)인 방광(膀胱)의 빈장(牝臟)이 되며, 수소음심경(手少陰心經)과 동계(同系)를 이루고 있습니다.

족소음신경(足少陰腎經)은 표(標)가 되고, 신(腎)은 본(本)이 되며, 소음경(少陰經)은 삼음(三陰)의 추문(樞門)이 되어 정기(正氣)의 출입이 자유로워 군화(君火)의 기운을 도와 전신(全身)으로 전달하게 합니다.

그리고 족소음신경(足少陰腎經)은 신(腎)을 위하여 노력하고, 신(腎)의 기운이 나타나는 곳이며, 군화(君火)를 주관하고, 수소음심경(手少陰心經)과는 소음(少陰)으로 동계(同系)를 이루고 있으며, 족태양방광경(足太陽膀胱經)과는 부부(夫婦)관계에 있습니다.

족소음신경(足少陰腎經)은 소음(少陰) 군화(君火)를 주관하지만 간괘(艮卦)에 속하여 화(火)와 토(土)의 성질을 갖고, 신(腎)은 감괘(坎卦)에 속하여 수토동포(水土同胞)하여 화(火)와 토(土)를 내포한 수(水)의 기운이 왕성합니다.

4. 족소음신경(足少陰腎經)과 간괘(艮卦)의 천간납갑(天干納甲)

족소음신경(足少陰腎經)과 간괘(艮卦)의 천간납갑(天干納甲)을 어떻게 이해합니까?

족소음신경(足少陰腎經)은 간괘(艮卦)의 내괘(內卦)와 상응하며, 천간납갑(天干納甲)인 병(丙)과 지지납갑(地支納甲) 진오신(辰午申)에 상합(相合)하는 병진(丙辰) · 병오(丙午) · 병신(丙申)일에 족소음신경(足少陰腎經)의 기운이 왕성하여집니다. 족소음신경(足少陰腎經)은 소음(少陰)의 군화(君火)와 간괘(艮卦)의 토(土)에 속하고, 천간납갑(天干納甲)은 병화(丙火)에 속하여 화생토(火生土)와 화토동포(火土同胞)의 관계를 가집니다. 그리고 병화(丙火 ; 天干納甲)가 간토(艮土)의 기운을 생(生)하고 있으므로 족소음신경(足少陰腎經)은 소장(小腸)의 기운으로 생기(生氣)를 얻고, 족소음신경(足少陰腎經)은 소장(小腸)에게 명문(命門)의 화(火)를 제공하고 있습니다.

명문(命門 ; 君火 ; 心包則命門)의 화(火)를 주관하는 족소음신경(足少陰腎經)은 소장(小腸 ; 丙火 ; 天干納甲)으로부터 군화(君火)의 기운을 받고[火生土], 신(腎)이 간토(艮土)의 기운을 받아 정(精)을 보관합니다. 토기(土氣)와 수기(水氣)는 사(巳)에서 포(胞)하여 자(子)에서 왕성하여지므로 신(腎)이 냉동 창고와 같은 기운을 간직하게 되어 오장(五臟)의 양식(糧食)인 정(精)을 보관할 수 있는 것입니다.

5. 족소음신경(足少陰腎經)과 간괘(艮卦)의 지지납갑(地支納甲)

족소음신경(足少陰腎經)과 간괘(艮卦)의 지지납갑(地支納甲)을 어떻게 이해합니까?

【간괘(艮卦)의 초효(初爻) ; 진(辰) ; 위(胃)】

족소음신경(足少陰腎經)은 간괘(艮卦)에 속하여 토(土)가 되고,

초효(初爻)는 진토(辰土)로 토합토(土合土)의 관계이므로 족소음신경(足少陰腎經)은 토(土)의 기운이 왕성하게 됩니다. 족소음신경(足少陰腎經)은 신(腎)을 위하여 노력하고, 신(腎)은 모장(牡臟)인 방광(膀胱)을 위하여 노력합니다.

간괘(艮卦)에 속하는 위(胃)는 섭취한 음식물에서 진액(津液 ; 衛氣와 榮氣)을 만들어 신(腎)이 필요로 하는 정(精)의 기초를 생산하여 족소음신경(足少陰腎經)의 기운을 도와주게 됩니다. 그러므로 족소음신경(足少陰腎經)은 위장(胃腸)이 섭취한 수곡(水穀)의 맑은 잔해(殘骸)인 소변(小便)을 만드는 신(腎)을 보필하여 위(胃)의 은혜에 보답하게 됩니다.

【간괘(艮卦)의 이효(二爻) ; 오(午) ; 소장(小腸)】

족소음신경(足少陰腎經)은 간괘(艮卦)에 속하여 토(土)가 되고, 이효(二爻)의 오화(午火)는 소장(小腸)이 됩니다. 그리고 족소음신경(足少陰腎經)은 족소음(足少陰)의 화기(火氣 ; 君火)와 간토(艮土)에서 지중(地中)의 화기(火氣)를 이용하여 신(腎)의 군화(君火)인 명문(命門) 화(火)의 기운을 가지게 됩니다.

족소음신경(足少陰腎經)은 지중(地中)의 화기(火氣)를 화토동포(火土同胞)의 원리로 소장(小腸)에 공급하여 소장(小腸)이 아래에서 상승하는 화기(火氣)를 얻어 구불구불한 16곡(曲)에서 위장(胃腸)으로부터 내려오는 소화물(消化物)을 훈증(薰蒸)하여 진액(津液)과 혈액(血液)의 생산을 도와주게 됩니다.

【간괘(艮卦)의 삼효(三爻) ; 신(申) ; 대장(大腸)】

족소음신경(足少陰腎經)은 간괘(艮卦)에 속하여 토(土)가 되고,

삼효(三爻)는 신금(申金)이므로 토생금(土生金)의 관계로 족소음신경(足少陰腎經)이 대장(大腸)의 조기(燥氣 ; 金氣)를 도와주게 됩니다. 그러므로 대장(大腸)은 족소음신경(足少陰腎經)으로부터 토(土)의 습기(濕氣)와 지중(地中)의 화기(火氣)를 얻어 섭취한 음식물의 중탁(重濁)한 잔해(殘骸)인 대변(大便)을 부드럽게 만듭니다. 그리고 족소음신경(足少陰腎經)은 땅으로 수기(水氣)가 스며드는 것과 같이 대장(大腸)으로부터 금기(金氣)와 수기(水氣)를 공급받아 신(腎)이 안정을 취할 수 있게 도와줍니다.

6. 족소음신경(足少陰腎經)의 기능과 역리(易理)

족소음신경(足少陰腎經)의 기능을 역리(易理)로 어떻게 이해합니까?

족소음신경(足少陰腎經)의 기능은 첫째 자기가 주관하는 신(腎)을 보호하고, 둘째 소음(少陰)으로 동계(同系)인 군주지관(君主之官)의 심장(心臟)과 협력하여 일신(一身)의 생명(生命)을 위하여 진액(津液)과 혈액(血液)을 생산하는 소장(小腸)을 도와주고, 셋째 부부(夫婦)관계에 있는 족태양방광경(足陽明胃經)을 보호하여 방광(膀胱)의 민화(民火)를 보좌(補佐)하는 것입니다.

그리고 신(腎)은 오장(五臟)의 제일 아래에서 섭취한 수곡(水穀)에서 진액(津液)과 혈액을 만들고 남은 물[水]을 소변으로 만들어 일신(一身)의 청결(淸潔)을 도모하는 일과 오장(五臟)의 양식인 정

(精)을 보관하는 중요한 일을 수행하기 때문에 족소음신경(足少陰腎經)은 첫째 신(腎)의 곁을 떠나지 않게 되고, 둘째 심장(心臟)의 태도를 관찰하고, 셋째 방광(膀胱)의 안정을 위하여 경계를 강화하고 항상 내외(內外)로 연락을 취하는 임무를 수행하고 있습니다.

그러므로 족소음신경(足少陰腎經)은 신(腎)에 시달리고, 잠시도 쉬지 못하고 혈액을 전신(全身)으로 순환시키는 심장(心臟)에 시달립니다.

그리고 신(腎)이 만든 소변(小便)을 저장하였다가 배출하는 방광(膀胱)에 시달리게 됩니다. 그러므로 족소음신경(足少陰腎經)은 신(腎), 심장(心臟), 방광(膀胱) 등에 항상 시달리고 있기 때문에 자신의 강적(强敵)인 풍한(風寒)의 침입을 방어하지 못하는 때가 있지만, 소음경(少陰經)은 삼음(三陰)의 추문(樞門)으로 정기(正氣)의 출입이 자유로워 소음경(少陰經)이 건실하게 됩니다. 그러나 정기(正氣 ; 陽氣)가 약할 때 음식물이나 전경(傳經)된 사기(邪氣)가 침입하면 소음병(太陰病)이 나타나게 됩니다.

뿐만 아니라 간괘(離卦)의 토(土 ; 地支의 辰, 戌)가 토극수(土克水)의 원리로 풍한(風寒)의 한사(寒邪)를 물리쳐 사기(邪氣)를 퇴치(退治)하지만 정기(正氣)가 약하면 발병(發病)이 됩니다.

족소음신경(足少陰腎經)의 중요 직책은 소음(少陰)의 군화(君火)를 이용하여 신(腎)이 수곡(水穀)의 찌꺼기를 정화(淨化)하여 소변(小便)을 만들고, 정(精)을 보관하는 기능을 도와주는데 있습니다. 그러므로 족소음신경(足少陰腎經 ; 標)은 신(腎 ; 本), 심장(心臟 ; 同系), 방광(膀胱 ; 一家), 소장(小腸 ; 天干納甲, 二爻), 위(胃 ; 初爻), 대장(大腸 ; 三爻)을 위하여 노력하게 됩니다.

7. 수소음심경(手少陰心經)과 심(心)

수소음심경(手少陰心經)과 심(心)을 어떻게 이해합니까?

六經	生成	卦象	天干 納甲	地支 納甲	納甲 臟腑	性質	先天 氣質	後天 作用	氣血 多少	開闔樞
手少陰 (火)	子午	艮土	丙火 (小腸)	戊子寅	胃, 膀胱, 膽	君火	亥月 (立冬)	初夏 (巳)	多氣	樞門

〈수소음심경(手少陰心經)의 역리(易理)〉

수소음심경(手少陰心經)은 군주지관(君主之官)인 심장(心臟)에 배속되고, 심장(心臟)은 수성지관(受盛之官)인 소장(小腸)의 빈장(牝臟)이 되며, 족소음신경(足少陰腎經)과 동계(同系)를 이루고 있습니다. 수소음심경(手少陰心經)은 표(標)가 되고, 심장(心臟)은 본(本)이 되며, 소음경(少陰經)은 삼음(三陰)의 추문(樞門)이 되어 정기(正氣)의 출입이 자유로워 군화(君火)의 기운을 도와 전신(全身)으로 전달하게 합니다.

그리고 수소음심경(手少陰心經)은 심장(心臟)을 위하여 노력하고, 심장(心臟)의 기운이 나타나는 곳이며, 군화(君火)를 주관하고, 족소음신경(足少陰腎經)과는 소음(少陰)으로 동계(同系)를 이루고 있으며, 수태양소장경(手太陽小腸經)과는 부부(夫婦)관계에 있습니다.

수소음심경(手少陰心經)은 소음(少陰) 군화(君火)를 주관하지만 간괘(艮卦)에 속하여 화(火)와 토(土)의 성질을 갖고, 심장(心臟)은 이괘(離卦)에 속하여 화토동포(火土同胞)하므로 화(火)와 토(土)를 내포한 화(火)의 기운이 왕성합니다.

8. 수소음심경(手少陰心經)과 간괘(艮卦)의 천간납갑(天干納甲)

수소음심경(手少陰心經)과 간괘(艮卦)의 천간납갑(天干納甲)을 어떻게 이해합니까?

수소음심경(手少陰心經)은 간괘(艮卦)의 외괘(外卦)와 상응하며 천간납갑(天干納甲)인 병(丙)과 지지납갑(地支納甲) 술자인(戌子寅)에 상합(相合)하는 병술(丙戌)·병자(丙子)·병인(丙寅)일에 수소음심경(手少陰心經)의 기운이 왕성하여집니다. 수소음심경(手少陰心經)은 소음(少陰)의 군화(君火)와 간괘(艮卦)의 토(土)에 속하고, 천간납갑(天干納甲)은 병화(丙火)에 속하여 화생토(火生土)와 화토동포(火土同胞)의 관계를 가집니다. 그리고 병화(丙火 ; 天干納甲)가 간토(艮土)의 기운을 생(生)하고 있으므로 수소음심경(手少陰心經)은 소장(小腸)으로부터 영기(榮氣)와 혈(血)을 공급받아 생기(生氣)를 얻고, 수소음심경(手少陰心經)은 소장(小腸)에게 군화(君火)를 제공하고 있습니다.

군화(君火)를 주관하는 수소음심경(手少陰心經)은 소장(小腸 ; 丙火 ; 天干納甲)으로부터 군화(君火)의 기운을 받고[火生土], 심장(心臟)이 간토(艮土)의 기운을 받아 혈(血)을 공급합니다. 화기

(火氣)는 해(亥)에서 포(胞)하여 오(午)에서 왕성하여지므로 심장(心臟)이 뜨거운 기운을 간직하게 되어 혈액을 전신(全身)으로 순환시킬 수 있는 것입니다.

9. 수소음심경(手少陰心經)과 간괘(艮卦)의 지지납갑(地支納甲)

수소음심경(手少陰心經)과 간괘(艮卦)의 지지납갑(地支納甲)을 어떻게 이해합니까?

【간괘(艮卦)의 사효(四爻) ; 술(戌) , 위(胃)】

수소음심경(手少陰心經)은 간괘(艮卦)에 속하여 토(土)가 되고, 사효(四爻)는 술토(戌土)이므로 토합토(土合土)의 관계로 수소음심경(手少陰心經)은 토(土)의 기운이 왕성하게 됩니다. 그러므로 지중(地中)에 있는 수화(水火)의 기운을 수소음심경(手少陰心經)이 가지게 되어 심장(心臟)을 위하여 노력하고, 심장(心臟)은 모장(牡臟)인 소장(小腸)을 위하여 노력합니다.

간괘(艮卦)에 속하는 위(胃)는 섭취한 음식물에서 위기(衛氣)와 영기(榮氣)를 만들어 폐기(肺氣)와 함께 심장(心臟)으로 보내어 수소음심경(手少陰心經)에 열기(熱氣)를 제공하게 됩니다. 그러므로 수소음심경(手少陰心經)은 화생토(火生土)의 원리로 군화(君火)의 기운을 이용하여 위장(胃腸)의 토기(土氣)를 풍부하게 만들어 줍니다.

【간괘(艮卦)의 오효(五爻) ; 자(子) ; 방광(膀胱)】

수소음심경(手少陰心經)은 간괘(艮卦)에 속하여 토(土)가 되고, 오효(五爻)의 자수(子水)는 방광(膀胱)이 됩니다. 그리고 수소음심경(手少陰心經)은 수소음(手少陰)의 화기(火氣 ; 君火)와 간토(艮土)에서 지중(地中)의 화기(火氣)를 이용하여 심장(心臟)의 군화(君火) 기운을 가지게 됩니다.

수소음심경(手少陰心經)의 간토(艮土)와 감수(坎水)에 속하는 방광(膀胱)은 토극수(土克水)의 원리로 수소음심경(手少陰心經)은 토기(土氣)를 이용하여 방광(膀胱)이 저장하고 있는 소변(小便)을 조절합니다. 그리고 수소음심경(手少陰心經)은 소음(少陰)의 군화(君火)와 지중(地中)의 화기(火氣)를 화토동포(火土同胞)의 원리로 방광(膀胱)에게 공급하여 방광이 민화(民火)를 주관하고, 족태양방광경(足太陽膀胱經)의 수혈(腧穴)을 통하여 오장(五臟)과 육부(六腑)에 공급하여 군화(君火)의 덕(德)을 베풀고 있습니다.

【간괘(艮卦)의 상효(上爻) ; 인(寅) ; 담(膽)】

수소음심경(手少陰心經)은 간괘(艮卦)에 속하여 토(土)가 되고, 상효(上爻)는 인목(寅木)이므로 목극토(木克土)의 관계로 담(膽)이 수소음심경(手少陰心經)의 기운을 조절하게 됩니다. 그러므로 수소음심경(手少陰心經)은 담(膽)의 상화(相火) 기운을 이용하여 군화(君火)를 공격하는 사기(邪氣)를 물리치게 됩니다. 담(膽)은 대장(大腸)의 금기(金氣)가 들어있는 담즙(膽汁 ; 金精)을 이용하여 소장(小腸)이 청결(淸潔)한 혈액을 만들게 도와주고, 간토(艮土)의 기운을 간직한 수소음심경(手少陰心經)은 담(膽)의 목기(木氣)가 건전(健全)하도록 화토(火土)의 기운을 제공하게 됩니다. 오행(五行)의 원리에서 목극토(木克土)하면 목기(木氣)가 토기(土氣)를 약화(弱化)시켜 토기(土氣)의 작용을 억제합니다. 그러나 나무[木氣]는 흙[土]에 의지하여 자라므로 목기(木氣)는 토기(土氣)를 바탕으로 왕성하게 됩니다. 그러므로 담(膽)의 목기(木氣)가 수소음심경(手少陰心經)의 토기(土氣)를 억제하지만 실제는 담(膽)의 상화(相火)가 군화(君火)를 보필(輔弼)하게 되는 것입니다.

10. 수소음심경(手少陰心經)의 기능과 역리(易理)

수소음심경(手少陰心經)의 기능을 역리(易理)로 어떻게 이해합니까?

수소음심경(手少陰心經)의 기능은 첫째 자기가 주관하는 심장(心臟)을 보호하고, 둘째 소음(少陰)으로 동계(同系)인 작강지관(作强之官)의 신(腎)과 협력하여 일신(一身)의 청결을 위하여 소변(小便)을 저장하고, 명문(命門)의 화기(火氣)를 이용하여 민화(民火)를 주도하는 방광(膀胱)을 도와주고, 셋째 부부(夫婦)관계에 있는 수태양소장경(手太陽小腸經)을 보호하여 소장의 기능을 보좌(補佐)하는 것입니다.

그리고 심장(心臟)은 잠시라도 쉬지 않고 혈액을 전신(全身)으로 공급하여 생명활동을 영위할 수 있도록 중요한 일을 수행하기 때문에 수소음심경(手少陰心經)은 첫째 심장(心臟)의 곁을 떠나지 않게 되고, 둘째로 신(腎)의 태도를 관찰하고, 셋째로 소장(小腸)의 안정을 위하여 경계를 강화하고 항상 내외(內外)로 연락을 취하는 임무를 수행하고 있습니다.

그러므로 수소음심경(手少陰心經)은 심장(心臟)에 시달리고, 일신(一身)의 청결(淸潔)을 위하여 소변(小便)을 생산하고, 오장(五臟)의 정(精)을 보관하는 신(腎)에 시달립니다.

그리고 군주(君主)인 심장을 위하여 진액(津液)과 혈액(血液)을 생산하는 소장(小腸)에 시달리게 됩니다. 그러므로 수소음심경(手少陰心經)은 심장(心臟), 신(腎), 소장(小腸) 등에 항상 시달리고 있기 때문에 자신의 강적(强敵)인 풍한(風寒)의 침입을 방어하지 못하는 때가 있지만, 소음경(少陰經)은 삼음(三陰)의 추문(樞門)으로 정기(正氣)의 출입이 자유로워 소음경(少陰經)이 건실하게 됩니다. 그러나 정기(正氣 ; 陽氣)가 약할 때 음식물이나 전경(傳經)된 사기(邪氣)가 침입하면 소음병(太陰病)이 나타나게 됩니다.

그리고 간괘(離卦)의 토(土 ; 地支의 辰, 戌)가 토극수(土克水)의 원리로 풍한(風寒)의 한사(寒邪)를 물리쳐 사기(邪氣)를 퇴치(退治)하지만 정기(正氣)가 약하면 발병(發病)이 됩니다.

수소음심경(手少陰心經)의 중요 직책은 소음(少陰)의 군화(君火)를 이용하여 심장(心臟)이 혈액을 전신(全身)으로 순환시키는 기능을 도와주는 데 있습니다.

그러므로 수소음심경(手少陰心經 ; 標)은 심장(心臟 ; 本), 신(腎 ; 同系), 소장(小腸 ; 一家, 天干納甲), 위(胃 ; 四爻), 방광(膀胱 ; 五爻) 담(膽 ; 上爻)을 위하여 노력하게 됩니다.

제 8 절 궐음경(厥陰經)의 기능

1. 궐음경(厥陰經)의 이해

궐음경(厥陰經)을 어떻게 이해합니까?

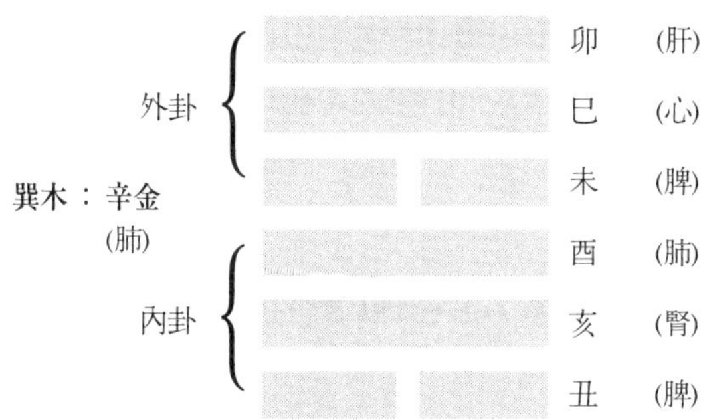

六經	生成	卦象	天干納甲	地支納甲	六經五行	六氣	先天氣質	後天作用	開闔樞	氣血多少
厥陰	巳亥	巽木	辛金	丑亥酉(內卦) 未巳卯(外卦)	木	風木	辰月 (立夏)	春節 (寅卯辰)	闔門	多血(足經) 少氣(手經)

〈궐음경(厥陰經)의 역리(易理)〉

궐음(厥陰)은 지지(地支)의 사해(巳亥)가 상응하여 생성됩니다. 그러므로 손괘(巽卦)에서 내괘(內卦)의 중효(中爻)인 해(亥)와 외괘(外卦)의 중효(中爻)인 사(巳)가 상합(相合)하여 궐음(厥陰)이 생성되기 때문에 궐음경(厥陰經)은 손괘(巽卦)의 역리(易理)로 이해하면 됩니다. 그리고 족궐음경(足厥陰經)은 손괘(巽卦)의 내괘(內卦)와 상응하고, 수궐음경(手厥陰經)은 손괘(巽卦)의 외괘(外卦)와 상응합니다.

궐음(厥陰)은 진월(辰月)에 속하여 다혈소기(多血少氣)하고, 음경(陰經)의 합문(闔門)이 됩니다. 족궐음간경(足厥陰肝經)은 족경(足經)이므로 다혈(多血)하고, 수궐음심포경(手厥陰心包經)은 수경(手經)으로 소기(少氣)합니다. 궐음경(厥陰經)으로 들어온 정기(正氣)는 궐음(厥陰)이 삼음(三陰)의 합문(闔門)이므로 일정시간 머물게 됩니다. 그러므로 사기(邪氣)가 궐음경(厥陰經)으로 전경(傳經)되면 병증(病證)이 오랜 시간 지속됩니다.

2. 궐음경(厥陰經)과 손괘(巽卦)의 납갑(納甲)

궐음경(厥陰經)을 손괘(巽卦)의 납갑(納甲)으로 이해할 수 있습니까?

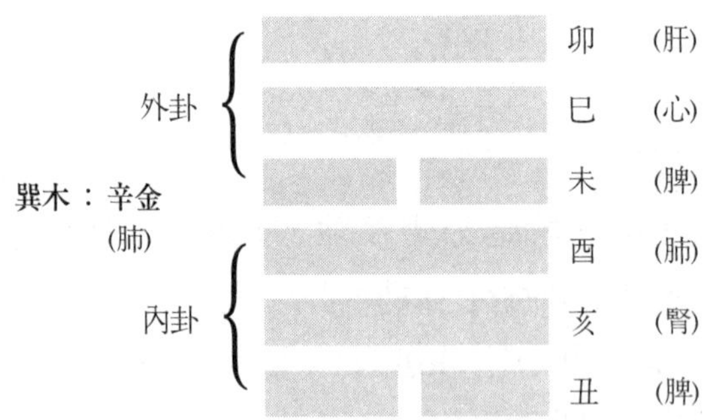

初爻와 四爻 → 丑未太陰濕土
二爻와 五爻 → 巳亥厥陰風木
三爻와 上爻 → 卯酉陽明燥金

〈궐음경(厥陰經)과 손괘(巽卦)의 납갑(納甲)〉

궐음(厥陰)은 유음(柔陰)으로 손괘(巽卦) 천간납갑(天干納甲)인 신금(辛金)의 기운을 내장(內藏)하고, 포태법(胞胎法)에서 궐음(厥陰) 목(木)은 신(申)에서 포(胞)하고 묘(卯)에서 왕(旺)합니다. 그리고 궐음(厥陰)의 선천(先天)은 진월(辰月)에 속하고 후천(後天)은 봄[春節 ; 寅, 卯, 辰月]에 해당합니다.

그러므로 궐음(厥陰)은 진월(辰月)에 양기(陽氣)가 왕성한 기후의 기질(氣質)을 갖고, 봄[春 ; 寅, 卯, 辰月]과 같은 기후의 작용을 합니다. 궐음(厥陰)이 작용하는 봄[春 ; 寅, 卯, 辰月]에는 음기(陰氣)가 대부분 물러가므로 문(門)을 닫기 때문에 삼음(三陰)의 합문(闔門)이 되고, 진월(辰月)에 속하여 다혈소기(多血少氣)를 주관합니다.

그리고 궐음(厥陰)에 속하는 손괘(巽卦)의 초효(初爻) 축(丑)과 사효(四爻) 미(未)가 상응하여 축미(丑未) 태음습토(太陰濕土)가 되고, 이효(二爻) 해(亥)와 오효(五爻) 사(巳)가 상응하여 사해(巳亥) 궐음풍목(厥陰風木)이 되고, 삼효(三爻) 유(酉)와 상효(上爻) 묘(卯)가 상응하여 묘유(卯酉) 양명조금(陽明燥金)이 됩니다. 그러므로 궐음(厥陰)은 태음(太陰), 양명(陽明)과 기운을 교류하게 됩니다.

3. 족궐음간경(足厥陰肝經)과 간(肝)

족궐음간경(足厥陰肝經)과 간(肝)을 어떻게 이해합니까?

六經	生成	卦象	天干 納甲	地支 納甲	納甲 臟腑	性質	先天 氣質	後天 作用	氣血 多少	開闔樞
足厥陰 (木)	巳亥	巽木	辛金 (肺)	丑亥酉	脾, 腎, 肺	風木	辰月 (立夏)	春節 (寅卯辰)	多血	闔門

〈족궐음간경(足厥陰肝經)의 역리(易理)〉

족궐음간경(足厥陰肝經)은 장군지관(將軍之官)인 간(肝)에 배속되고, 간(肝)은 중정지관(中正之官)인 담(膽)의 빈장(牝臟)이 되며, 수궐음심포경(手厥陰心包經)와 동계(同系)를 이루고 있습니다. 족궐음간경(足厥陰肝經)은 표(標)가 되고, 간(肝)은 본(本)이 되며, 궐음경(厥陰經)은 삼음(三陰)의 합문(闔門)이 되어 정기(正氣)를 가두어 간(肝)이 장(藏)하고 있는 혈(血)에 양기(陽氣)를 제공하여 전신(全身)으로 전달하게 합니다.

그리고 족궐음간경(足厥陰肝經)은 간(肝)을 위하여 노력하고, 간(肝)의 기운이 나타나는 곳이며, 풍목(風木)을 주관하고, 수궐음심포경(手厥陰心包經)과는 궐음(厥陰)으로 동계(同系)를 이루고 있으며, 족소양담경(足少陽膽經)과는 부부(夫婦)관계에 있습니다.

족궐음간경(足厥陰肝經)은 풍목(風木)을 주관하지만 손괘(巽卦)에 속하여 목(木)의 성질을 갖고, 간(肝)은 손괘(巽卦)에 속하여 목(木)의 기운이 왕성합니다.

4. 족궐음간경(足厥陰肝經)과 손괘(巽卦)의 천간납갑(天干納甲)

족궐음간경(足厥陰肝經)과 손괘(巽卦)의 천간납갑(天干納甲)을 어떻게 이해합니까?

족궐음간경(足厥陰肝經)은 손괘(巽卦)의 내괘(內卦)와 상응하며, 천간납갑(天干納甲)인 신(辛)과 지지납갑(地支納甲) 축해유(丑亥酉)에 상합(相合)하는 신축(辛丑)·신해(辛亥)·신유(辛酉)일에 족궐음간경(足厥陰肝經)의 기운이 왕성하여집니다. 족궐음간경(足厥陰肝經)은 궐음(厥陰)의 풍목(風木)과 손괘(巽卦)의 목(木)에 속하고, 천간납갑(天干納甲)은 신금(辛金)에 속하여 금극목(金克木)의 관계를 가집니다. 그리고 신금(辛金)이 손목(巽木)의 기운을 극(克)하고 있으므로 족궐음간경(足厥陰肝經)은 풍목(風木)의 기운으로 간(肝)이 산혈(散血)할 수 있게 도와주고, 폐(肺)의 금기(金氣)를 이용하여 간(肝)이 장혈(藏血)할 수 있게 도와주고 있습니다.

풍목(風木)을 주관하는 족궐음간경(足厥陰肝經)은 폐(肺 ; 辛金 ; 天干納甲)로부터 금(金)의 조절을 받고[金克木], 폐(肺)는 간(肝)의 목기(木氣)를 이용하여 침강(沈降)하는 것을 막아 기(氣)를 주관하게 됩니다.

5. 족궐음간경(足厥陰肝經)과 손괘(巽卦)의 지지납갑(地支納甲)

족궐음간경(足厥陰肝經)과 손괘(巽卦)의 지지납갑(地支納甲)을 어떻게 이해합니까?

【손괘(巽卦)의 초효(初爻) ; 축(丑) ; 비(脾)】

족궐음간경(足厥陰肝經)은 손괘(巽卦)에 속하여 목(木)이 되고, 초효(初爻)는 축토(丑土)로 목극토(木克土)의 관계이므로 족궐음간경(足厥陰肝經)은 비(脾)의 기능을 조절하게 됩니다. 그러므로 비(脾)는 족궐음간경(足厥陰肝經)의 풍목(風木) 기운을 받아 비습(脾濕)이 성(盛)하는 것을 막아 비(脾)가 진액(津液)을 주관합니다.

곤괘(坤卦)에 속하는 비(脾)는 섭취한 음식물에서 진액(津液)과 혈액(血液)을 만드는 것을 총괄하는데 습기(濕氣)가 성(盛)하면 혈(血)이 묽게 되므로 족궐음간경(足厥陰肝經)이 풍목(風木)의 기운으로 습토(濕土)를 날려보냅니다. 그러므로 족궐음간경(足厥陰肝經)은 목극토(木克土)의 원리로 풍목(風木) 기운을 이용하여 습토(濕土)를 조절하여 비(脾)의 기능을 정상으로 만들어 줍니다.

【손괘(巽卦)의 이효(二爻) ; 해(亥) ; 신(腎)】

족궐음간경(足厥陰肝經)은 손괘(巽卦)에 속하여 목(木)이 되고 이효(二爻)는 해수(亥水)이므로 수생목(水生木)의 관계로 족궐음간경(足厥陰肝經)은 신(腎)의 기운을 받게 됩니다. 그리고 족궐음간경(足厥陰肝經)은 해수(亥水)의 기운을 받아 족궐음(足厥陰)의 풍기(風氣)를 생성하게 됩니다.

족궐음간경(足厥陰肝經)의 손풍(巽風)과 감수(坎水)에 속하는 신(腎)은 수생목(水生木)의 원리로 족궐음간경(足厥陰肝經)은 신정(腎精)을 받아 간(肝)이 풍목(風木)의 기운으로 산혈(散血)하는 작용을 도와주고, 신정(腎精)을 보관하는 골(骨)을 간(肝)이 주관하는 근(筋)이 보호하게 도와주고 있습니다. 그리고 족궐음간경(足厥陰肝經)은 신(腎)으로부터 수기(水氣 ; 津液)를 얻어 풍목(風木)의 기운으로 간(肝)과 전신(全身)의 근(筋)이 윤택하게 도와줍니다.

【손괘(巽卦)의 삼효(三爻) ; 유(酉) ; 폐(肺)】

족궐음간경(足厥陰肝經)은 손괘(巽卦)에 속하여 목(木)이 되고, 삼효(三爻)는 유금(酉金)이므로 금극목(金克木)의 관계로 폐(肺)가 족궐음간경(足厥陰肝經)의 기운을 조절하게 됩니다. 그러므로 폐(肺)의 조금(燥金) 기운은 족궐음간경(足厥陰肝經)의 풍목(風木) 기능이 항진되지 못하게 조절합니다. 족궐음간경(足厥陰肝經)과 폐(肺)의 관계는 천간납갑(天干納甲)의 신금(辛金)과 동일합니다.

6. 족궐음간경(足厥陰肝經)의 기능과 역리(易理)

족궐음간경(足厥陰肝經)의 기능을 역리(易理)로 어떻게 이해합니까?

족궐음간경(足厥陰肝經)의 기능은 첫째 자기가 주관하는 간(肝)을 보호하고, 둘째 궐음(厥陰)으로 동계(同系)인 심장(心臟)의 대행(代行) 기관인 심포(心包)와 상초(上焦)·중초(中焦)·하초(下焦)를 통하여 전신(全身)에 열기(熱氣)를 공급하는 삼초(三焦)를 도와주고, 셋째 부부(夫婦)관계에 있는 족소양담경(足少陽膽經)을 보호하여 담(膽)의 기능을 보좌(補佐)하는 것입니다.

그리고 간(肝)은 전신(全身)이 필요로 하는 혈액을 장혈(藏血)·산혈(散血)하여 활동하고 수면(睡眠)을 취할 수 있도록 중요한 일을 수행하기 때문에 족궐음간경(足厥陰肝經)은 첫째 간(肝)의 곁을 떠나지 않게 되고, 둘째 심포(心包)의 태도를 관찰하고, 셋째 담(膽)의 안정을 위하여 경계를 강화하고 항상 내외(內外)로 연락을 취하는 임무를 수행하고 있습니다. 그러므로 족궐음간경(足厥陰肝經)은 간(肝)에 시달리고, 일신(一身)의 군주(君主)인 심장(心臟)의 안정을 도모하기 위해 심장(心臟)의 기능을 대행(代行)하는 심포(心包)에 시달립니다. 그리고 신(腎)이 보관하고 있는 오장(五臟)의 정(精)을 남용하지 못하게 감시하고 있는 담(膽)에 시달리게 됩니다. 그러므로 족궐음간경(足厥陰肝經)은 간(肝), 심포(心包), 담(膽) 등에 항상 시달리고 있기 때문에 자신의 강적(强敵)인 풍한(風寒)의 침입을 방어하지 못하는 때가 있지만, 궐음경(厥陰經)은 삼음(三陰)의 합문(闔門)으로 정기(正氣)가 저장되어 궐음경(厥陰經)이 건실하게 됩니다. 그러나 정기(正氣 ; 陽氣)가 약할 때 음식물이나 전경(傳經)된 사기(邪氣)가 침입하면 궐음병(厥陰病)이 나타나게 됩니다.

그리고 손괘(巽卦)의 토(土 ; 地支의 丑, 未)가 토극수(土克水)의 원리로 풍한(風寒)의 한사(寒邪)를 물리쳐 사기(邪氣)를 퇴치

(退治)하지만 정기(正氣)가 약하면 발병(發病)이 됩니다.

족궐음간경(足厥陰肝經)의 중요 직책은 궐음(厥陰)의 풍목(風木)을 이용하여 간(肝)이 장혈(藏血)·산혈(散血)하는 기능을 도와주는 데 있습니다.

그러므로 족궐음간경(足厥陰肝經 ; 標)은 간(肝 ; 本), 심포(心包 ; 同系), 담(膽 ; 一家), 폐(肺 ; 天干納甲, 三爻), 비(脾 ; 初爻), 신(腎 ; 二爻)을 위하여 노력하게 됩니다.

7. 수궐음심포경(手厥陰心包經)과 심포(心包)

수궐음심포경(手厥陰心包經)과 심포(心包)를 어떻게 이해합니까?

六經	生成	卦象	天干納甲	地支納甲	納甲臟腑	性質	先天氣質	後天作用	氣血多少	開闔樞
手足厥陰(木)	巳亥	巽木	辛金(肺)	未巳卯	脾, 心, 肝	風木	辰月(立夏)	春節(寅卯辰)	少氣	闔門

〈수궐음심포경(手厥陰心包經)의 역리(易理)〉

수궐음심포경(手厥陰心包經)은 심장(心臟)의 대행(代行) 기관인 심포(心包)에 배속되고, 심포(心包)는 결독지관(決瀆之官)인 삼초(三焦)의 빈장(牝臟)이 되며, 족궐음간경(足厥陰肝經)과 동계(同系)를 이루고 있습니다. 수궐음심포경(手厥陰心包經)은 표(標)가 되고, 심포(心包)는 본(本)이 되며, 궐음경(厥陰經)은 삼음(三陰)의 합문(闔門)이 되어 정기(正氣)를 가두어 심포(心包)가 심장의 기능을 대행(代行)하게 양기(陽氣)를 제공하게 합니다.

그리고 수궐음심포경(手厥陰心包經)은 심포(心包)를 위하여 노력하고, 심포(心包)의 기운이 나타나는 곳이며, 풍목(風木)을 주관하고, 족궐음간경(足厥陰肝經)과는 궐음(厥陰)으로 동계(同系)를 이루고 있으며, 수소양삼초(手少陽三焦)와는 부부(夫婦)관계에 있습니다.

수궐음심포경(手厥陰心包經)은 풍목(風木)을 주관하지만 손괘(巽卦)에 속하여 목(木)의 성질을 갖고, 심포(心包)는 이괘(離卦)에 속하여 목(木)과 화(火)의 기운을 가지고 있습니다.

8. 수궐음심포경(手厥陰心包經)과 손괘(巽卦)의 천간납갑(天干納甲)

수궐음심포경(手厥陰心包經)과 손괘(巽卦)의 천간납갑(天干納甲)을 어떻게 이해합니까?

수궐음심포경(手厥陰心包經)은 손괘(巽卦)의 외괘(外卦)와 상응하며 천간납갑(天干納甲)인 신(辛)과 지지납갑(地支納甲) 미사묘(未巳卯)에 상합(相合)하는 신미(辛未)·신사(辛巳)·신묘(辛卯)일에 수궐음심포경(手厥陰心包經)의 기운이 왕성하여집니다. 수궐음심포경(手厥陰心包經)은 궐음(厥陰)의 풍목(風木)과 손괘(巽卦)의 목(木)에 속하고, 천간납갑(天干納甲)은 신금(辛金)에 속하여 금극목(金克木)의 관계를 가집니다. 그리고 신금(辛金)이 손목(巽木)의 기운을 극(克)하고 있으므로 수궐음심포경은 풍목(風木)의 기운으로 심포(心包)가 심장(心臟)을 보호하고 심장(心臟)의 기능을 대행(代行)할 수 있게 도와주고 있습니다.

풍목(風木)을 주관하는 수궐음심포경(手厥陰心包經)은 폐(肺 ; 辛金 ; 天干納甲)로부터 금(金)의 조절을 받고[金克木], 폐(肺)는 심포(心包)의 목기(木氣)를 이용하여 침강(沈降)하는 것을 막아 기(氣)를 주관하게 됩니다.

9. 수궐음심포경(手厥陰心包經)과 손괘(巽卦)의 지지납갑(地支納甲)

수궐음심포경(手厥陰心包經)과 손괘(巽卦)의 지지납갑(地支納甲)을 어떻게 이해합니까?

【손괘(巽卦)의 사효(四爻) ; 미(未) ; 비(脾)】

수궐음심포경(手厥陰心包經)은 손괘(巽卦)에 속하여 목(木)이 되고, 사효(四爻)는 미토(未土)로 목극토(木克土)의 관계이기 때문에 수궐음심포경(手厥陰心包經)은 비(脾)의 기능을 조절하게 됩니다. 그러므로 비(脾)는 수궐음심포경(手厥陰心包經)의 풍목(風木) 기운을 받아 비습(脾濕)이 성(盛)하는 것을 막고 진액(津液)과 혈(血)의 생산을 주관합니다.

곤괘(坤卦)에 속하는 비(脾)는 섭취한 음식물에서 진액(津液)과 혈액(血液)을 만드는데 습기(濕氣)가 성(盛)하면 비(脾)의 기능이 위축되므로 수궐음심포경(手厥陰心包經)이 풍목(風木)의 기운으로 습토(濕土)를 제거하여 심장(心臟)이 주관하는 혈(血)을 충실하게 합니다. 그리고 수궐음심포경(手厥陰心包經)은 해수(亥水)의 기운을 받아 수궐음(手厥陰)의 풍기(風氣)를 생성하게 됩니다.

【손괘(巽卦)의 오효(五爻) ; 사(巳) ; 심장(心臟)】

수궐음심포경은 손괘(巽卦)에 속하여 목(木)이 되고, 오효(五爻)는 사화(巳火)이므로 목생화(木生火)의 관계로 수궐음심포경(手厥陰心包經)은 심장(心臟)에게 풍목(風木)의 기운을 제공합니다. 수궐음심포경(手厥陰心包經)의 손풍(巽風)과 사화(巳火)에 속하는 심장(心臟)은 목생화(木生火)의 원리에 따라 풍목(風木)의 기운과 화기(火氣)를 이용하여 혈액을 전신(全身)으로 순환시킵니다. 그리고 수궐음심포경(手厥陰心包經)은 풍기(風氣)를 심장(心臟)에 제공하여 심장(心臟)의 역할을 대신하여 사기(邪氣)가 직접 심장(心臟)으로 침입하지 못하게 지키고 있습니다.

【손괘(巽卦)의 상효(上爻) ; 묘(卯) ; 간(肝)】

수궐음심포경(手厥陰心包經)은 손괘(巽卦)에 속하여 목(木)이 되고, 상효(上爻)는 묘목(卯木)이므로 목(木)의 기운이 왕성하게 됩니다. 그러므로 수궐음심포경(手厥陰心包經)은 궐음(厥陰)의 풍목(風木), 손목(巽木)과 간(肝)의 풍목(風木) 기운이 작용하여 풍(風)의 기운이 왕성하여 심포(心包)가 심장(心臟)의 역할을 대신할 수 있게 합니다.

그리고 손괘(巽卦)에 속하는 간(肝)은 풍목(風木)의 기운을 항상 심포(心包)에 공급하여 심포(心包)가 군주(君主)인 심장(心臟)을 안전하게 지킬 수 있게 도와주고 있습니다.

10. 수궐음심포경(手厥陰心包經)의 기능과 역리(易理)

수궐음심포경(手厥陰心包經)의 기능을 역리(易理)로 어떻게 이해합니까?

수궐음심포경(手厥陰心包經)의 기능은 첫째 자기가 주관하는 심포(心包)를 보호하고, 둘째 궐음(厥陰)으로 동계(同系)인 장군지관(將軍之官)의 간(肝)과 협력하여 일신(一身)의 정(精)을 감시하는 담(膽)을 도와주고, 셋째 부부(夫婦)관계에 있는 수소양삼초경(手少陽三焦經)을 보호하여 삼초(三焦)의 기능을 보좌(補佐)하는 것입니다.

그리고 심포(心包)는 심장(心臟)을 보호하고 심장(心臟)의 역할을 대신 수행하기 때문에 수궐음심포경(手厥陰心包經)은 첫째 심포(心包)의 곁을 떠나지 않게 되고, 둘째 간(肝)의 태도를 관찰하고, 셋째 삼초(三焦)의 안정을 위하여 경계를 강화하고 항상 내외(內外)로 연락을 취하는 임무를 수행하고 있습니다. 그러므로 수궐음심포경(手厥陰心包經)은 심포(心包)에 시달리고, 일신(一身)의 안정과 활동을 위하여 장혈(藏血)·산혈(散血)하는 간(肝)에 시달리며, 전신(全身)에 열기(熱氣)를 공급하는 삼초(三焦)에 시달리게 됩니다.

그러므로 수궐음심포경(手厥陰心包經)은 심포(心包), 간(肝), 삼초(三焦) 등에 항상 시달리고 있기 때문에 자신의 강적(强敵)인 풍한(風寒)의 침입을 방어하지 못하는 때가 있지만, 궐음경(厥陰經)은 삼음(三陰)의 합문(闔門)으로 정기(正氣)가 저장되어 궐음경(厥陰經)이 건실(健實)하게 됩니다. 그러나 정기(正氣 ; 陽氣)가 약할 때 음식물이나 전경(傳經)된 사기(邪氣)가 침입하면 궐음병(厥陰病)이 나타나게 됩니다.

그리고 손괘(巽卦)의 토(土 ; 地支의 丑, 未)가 토극수(土克水)의 원리로 풍한(風寒)의 한사(寒邪)를 물리쳐 사기(邪氣)를 퇴치(退治)하지만 정기(正氣)가 약하면 발병(發病)이 됩니다.

수궐음심포경(手厥陰心包經)의 중요 직책은 궐음(厥陰)의 풍목(風木)을 이용하여 심포(心包)가 심장(心臟)의 기능을 대신 수행하게 도와주는 데 있습니다.

그러므로 수궐음심포경(手厥陰心包經 ; 標)은 심포(心包 ; 本), 간(肝 ; 同系), 삼초(三焦 ; 一家), 폐(肺 ; 天干納甲), 비(脾 ; 四爻), 심장(心臟 ; 五爻), 간(肝 ; 上爻)을 위하여 노력하게 됩니다.

제2장 기경팔맥(奇經八脈)

제1절 기경(奇經)의 이해

1. 기경팔맥(奇經八脈)

기경팔맥(奇經八脈)을 어떻게 이해합니까?

경맥(經脈)에는 기경(奇經)이라 부르는 팔맥(八脈)이 있는데, 이것은 삼음삼양(三陰三陽)인 12정경(正經)의 흐름에 구애받지 않는 여분(餘分)의 경맥(經脈)이므로 기경팔맥(奇經八脈)이라 합니다. 갑작스러운 홍수(洪水)로 하천(河川)의 물이 넘치는 것에 대비하여 운하(運河)나 지류(支流)를 만들어 놓은 것과 같이, 병사(病邪)에 의해 경맥(經脈)의 흐름이 크게 되었을 때는 기경팔맥(奇經八脈)으로 넘쳐흘러 들어감으로써 잠시 동안 사기(邪氣)의 세력을 눌러 완화(緩和)시킬 수 있는 것입니다. 병사(病邪)의 세력이 강할 때는 점점 기경팔맥(奇經八脈)에 충만(充滿)되어 활동을 제대로 할 수가 없게 됩니다. 그러므로 기경팔맥(奇經八脈)은 12경맥(經脈)의 흐름에 구속을 받지 않는 것입니다.

그리고 기경팔맥(奇經八脈)은 양유맥(陽維脈)과 대맥(帶脈), 음유맥(陰維脈)과 충맥(衝脈), 양교맥(陽蹻脈)과 독맥(督脈), 음교맥

(陰蹻脈)과 임맥(任脈)의 네 개 조(組)를 이루고 있습니다.

2. 정경(正經)과 기경(奇經)

정경(正經)과 기경(奇經)은 어떠한 관계를 갖고 있습니까?

인신(人身)에는 12개의 경맥(經脈)과 15개의 낙맥(絡脈)을 합해 모두 27개의 경락(經絡)이 있고, 이 경락(經絡)에는 별도의 기경팔맥(奇經八脈)이 있습니다. 인신(人身)의 기혈(氣血)은 경락(經絡)을 통해 전신(全身)을 순환하고, 기경(奇經)은 정경(正經)과는 다른 작용을 하고 있습니다.

낙맥(絡脈)은 경맥(經脈)에 흐르는 기혈(氣血)이 과잉(過剩)되었을 때 그 흐름을 순조롭게 하는 작용을 하고 있습니다. 그러므로 낙맥(絡脈)은 12정경(正經)의 기혈(氣血) 순환을 조절하는 기능을 하는데, 사기(邪氣)의 침입으로 발병이 되면 병(病)으로 인한 열(熱)이 경맥(經脈)과 낙맥(絡脈)에 모두 충만하게 됩니다.

그렇게 되면 경맥(經脈)과 낙맥(絡脈)의 기능이 저하되는데 이때 기경(奇經)이 병열(病熱)을 받아 경맥(經脈)과 낙맥(絡脈)을 온화(溫和)하게 만들어 줍니다. 그러므로 기경(奇經)이 발병(發病)되어 기혈(氣血)의 순환에 문제가 일어나면 기이(奇異)한 작용으로 정경(正經)과 낙맥(絡脈)을 도와주게 되므로 기경(奇經)이라 합니다.

예를 들어 폐기(肺氣)가 허(虛)할 때 풍한(風寒)의 사기(邪氣)가 개문(開門)인 태양경(太陽經)으로 침입하여 감기[傷寒]에 걸리면 먼저 오한(惡寒)이 나는데, 이때 정기(正氣)가 열심히 사기(邪氣)를 물리치려 합니다. 정기(正氣 ; 陽氣)가 사기(邪氣)를 몰아내려는 장소가 태양경(太陽經)이고, 여기서 태양병(太陽病)이 되어 발열(發熱)이라는 병증(病證)이 나타나게 됩니다. 병사(病邪)를 물리치면 해열(解熱)이 되지만, 폐기(肺氣)가 충실하지 못하여 양기(陽氣)가 부족하게 되면 태양경(太陽經)에 병의 열(熱)이 머물러 있게 됩니다. 이 열(熱)이 너무 많아지면 기경(奇經)에까지 넘쳐나게 됩니다.

족태양방광경(足太陽膀胱經)의 열(熱)은 양교맥(陽蹻脈)으로 넘치는데 방광경(膀胱經)의 열(熱)이 떨어진 후에도 양교맥(陽蹻脈)에는 열(熱)이 남아 어떤 병증이 나타나게 됩니다. 그러므로 해열(解熱)은 되었는데 두통(頭痛)은 가라앉시 않는 경우는 곤륜(崑崙)혈을 이용하여 양교맥(陽蹻脈)을 치료하는 것입니다. 따라서 임상에서 상한병(傷寒病)의 주요 증상(症狀)이 없어진 후에도 어떤 병증이 남아 있으면 기경(奇經)을 치료합니다.

3. 기경팔맥(奇經八脈)의 역괘(易卦) 배속

기경팔맥(奇經八脈)의 역괘(易卦) 배속(配屬)은 어떻게 됩니까?

【독맥(督脈)과 건괘(乾卦)】

대장(大腸)의 기운이 후음(後陰)에 개규(開竅)하여 독맥(督脈)으로 변화하기 때문에 독맥(督脈)은 대장(大腸)과 상응하는 건괘(乾卦)에 배속됩니다.

【임맥(任脉)과 곤괘(坤卦)】

비(脾)의 기운이 배꼽[臍]에 개규(開竅)하여 임맥(任脈)으로 변화하기 때문에 임맥(任脈)은 비(脾)와 상응하는 곤괘(坤卦)에 배속됩니다.

【양교맥(陽蹻脈)과 진괘(震卦)】

담(膽)의 기운이 정문(頂門)에 개규(開竅)하여 양교맥(陽蹻脈)으로 변화하기 때문에 담(膽)과 상응하는 진괘(震卦)가 양교맥(陽蹻脈)에 배속됩니다.

【음교맥(陰蹻脈)과 손괘(巽卦)】

간(肝)의 기운이 눈[眼]에 개규(開竅)하여 음교맥(陰蹻脈)으로 변화하기 때문에 간(肝)과 상응하는 손괘(巽卦)에 음교맥(陰蹻脈)이 배속됩니다.

【양유맥(陽維脈)과 감괘(坎卦)】

신(腎)·방광(膀胱)의 기운이 귀[耳]에 개규(開竅)하여 양유맥(陽維脈)으로 변화하기 때문에 신(腎)·방광(膀胱)과 상응하는 감괘(坎卦)에 양유맥(陽維脈)이 배속됩니다.

【음유맥(陰維脈)과 이괘(離卦)】

심장(心臟)·소장(小腸)의 기운이 전음(前陰)에 개규(開竅)하여 음유맥(陰維脈)으로 변화하기 때문에 심장(心臟)·소장(小腸)과 상응하는 이괘(離卦)에 음유맥(陰維脈)이 배속됩니다.

【충맥(衝脈)과 간괘(艮卦)】
위(胃)의 기운이 구순(口脣)에 개규(開竅)하여 충맥(衝脈)으로 변화하기 때문에 위(胃)와 상응하는 간괘(艮卦)에 충맥(衝脈)이 배속됩니다.

【대맥(帶脈)과 태괘(兌卦)】
폐(肺)의 기운이 피부(皮膚)에 개규(開竅)하여 대맥(帶脈)으로 변화하기 때문에 폐(肺)와 상응하는 태괘(兌卦)에 대맥(帶脈)이 배속됩니다.

제 2 절 독맥(督脈)

1. 독맥(督脈)의 이해

독맥(督脈)을 어떻게 이해합니까?

【독맥(督脈)과 건괘(乾卦)】
건괘(乾卦)의 양금(陽金) 기운은 골격(骨格)과 두(頭)를 발생시키며, 대장(大腸)의 기운이 후음(後陰)에 개규(開竅)하여 독맥(督脈)으로 변화합니다.

【독맥(督脈)의 역리(易理)】

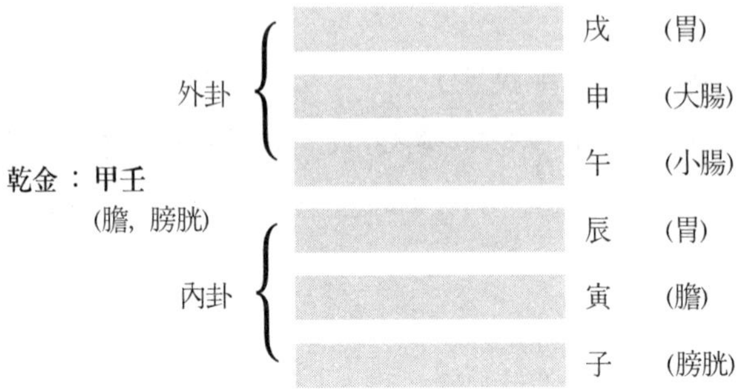

〈독맥(督脈)과 건괘(乾卦)〉

독맥(督脈)은 양금(陽金)의 건괘(乾卦)에 배속되어 건금(乾金)에 속하는 대장(大腸)의 기운과 상응하고 있습니다. 그러므로 독맥(督脈)은 건금(乾金)의 강건(剛健)한 대장(大腸)의 기운을 가지고 담(膽 ; 甲), 방광(膀胱 ; 壬)과 소음군화(少陰君火 ; 子午), 소양상화(少陽相火 ; 寅申), 태양한수(太陽寒水 ; 辰戌)의 기운을 조절하는 역할을 갖게 됩니다.

2. 독맥(督脈)의 유주(流注)와 병증(病症)

독맥(督脈)의 유주(流注)와 병증(病症)의 관계는 어떻습니까?

【독맥(督脈)의 유주(流注)】

독맥(督脈)은 하극(下極)의 수혈(腧穴)인 회음(會陰)에서 시작하여 척추(脊椎)의 내면(內面)을 타고 상행하여 풍부혈(風府穴)에서 뇌(腦)로 들어갑니다. 수태양소장경(手太陽小腸經)의 후계혈(後谿穴)이 독맥(督脈)을 총독(總督)하는 수혈(腧穴)입니다.

【독맥(督脈)의 병증(病症)】

독맥(督脈)에 병(病)이 들면 척배(脊背)가 강견(强堅)하고 수족(手足)이 궐냉(厥冷)합니다.

제 3 절 임맥(任脈)

1. 임맥(任脈)의 이해

임맥(任脈)을 어떻게 이해합니까?

【임맥(任脈)과 곤괘(坤卦)】

기토(己土)가 아래에서 응결하여 비(脾)를 발생시키고, 곤괘(坤卦)의 음토(陰土) 기운은 기육(肌肉)과 복(腹)을 발생시키며, 비(脾)의 기운이 배꼽[臍]에 개규(開竅)하여 임맥(任脈)으로 변화합니다.

【임맥(任脈)의 역리(易理)】

임맥(任脈)은 음토(陰土)의 곤괘(坤卦)에 배속되어 곤토(坤土)에

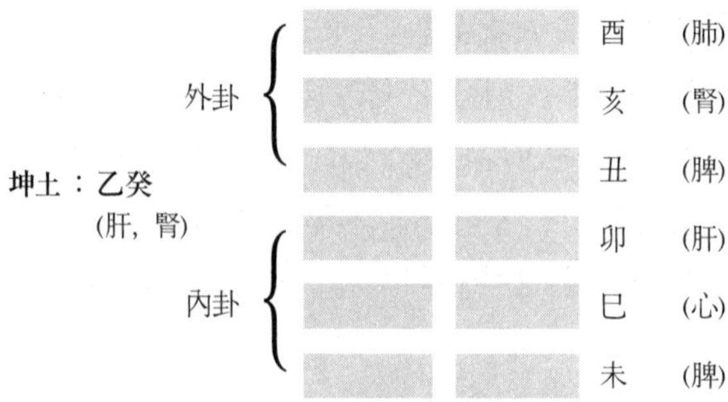

〈임맥(任脈)과 곤괘(坤卦)〉

속하는 비장(脾臟)의 기운과 상응하고 있습니다. 그러므로 임맥(任脈)은 곤토(坤土)의 온유(溫柔)한 비장(脾臟)의 기운을 가지고 간(肝 ; 乙), 신(腎 ; 癸)과 태음습토(太陰濕土 ; 丑未), 궐음풍목(厥陰風木 ; 巳亥), 양명조금(陽明燥金 ; 卯酉)의 기운을 조절하는 역할을 갖게 됩니다.

2. 임맥(任脈)의 유주(流注)와 병증(病症)

임맥(任脈)의 유주(流注)와 병증(病症)의 관계는 어떻습니까?

【임맥(任脈)의 유주(流注)】

임맥(任脈)은 중극(中極)혈의 아래 곡골(曲骨)혈에서 시작하여 복부(腹部) 이면(裏面)을 따라 관원(關元)혈을 지나 정중선(正中線)을 올라가 인후(咽喉)에 도달합니다. 수태음폐경(手太陰肺經)의 열결(列缺)혈이 임맥(任脈)을 총독(總督)하는 수혈(腧穴)입니다.

【임맥(任脈)의 병증(病症)】

임맥(任脈)에 병이 들면 흉복부(胸腹部)에 적(積)이 생겨 통증(痛症)이 있고, 남자는 한(寒)이 내결(內結)한 오장(五臟)의 산증(疝症)과 퇴산(㿗疝), 호산(狐疝) 등의 칠산(七疝)이 생기며, 여자는 자궁(子宮)의 냉증(冷症)과 근종(筋腫) 등이 생깁니다.

제 4 절 양교맥(陽蹻脈)

1. 양교맥(陽蹻脈)의 이해

양교맥(陽蹻脈)을 어떻게 이해합니까?

【양교맥(陽蹻脈)과 진괘(震卦)】

갑기화토(甲己化土)에서 갑목(甲木)의 기운은 족소양담경(足少陽膽經)을 발생시키고, 기토(己土)의 기운은 족태음비경(足太陰脾經)을 발생시킵니다. 그리고 진괘(震卦)의 양목(陽木) 기운은 담(膽)과 족(足)을 발생시키고, 정문(頂門)에 개규(開竅)하여 양교맥(陽蹻脈)으로 변화합니다.

【양교맥(陽蹻脈)의 역리(易理)】

양교맥(陽蹻脈)은 양목(陽木)의 진괘(震卦)에 배속되어 진목(震

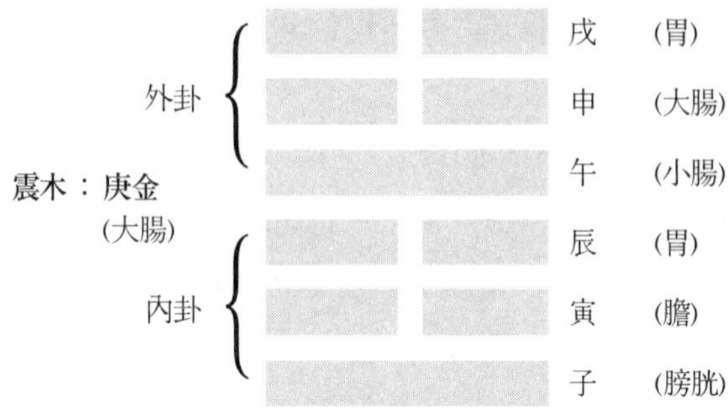

〈양교맥(陽蹻脈)과 진괘(震卦)〉

木)에 속하는 담(膽)의 기운과 상응(相應)하고 있습니다. 그러므로 양교맥(陽蹻脈)은 목(木)의 성질을 가진 담(膽)의 기운을 가지고 대장(大腸 ; 庚)과 소음군화(少陰君火 ; 子午), 소양상화(少陽相火 ; 寅申), 태양한수(太陽寒水 ; 辰戌)의 기운을 조절하는 역할을 갖게 됩니다.

2. 양교맥(陽蹻脈)의 유주(流注)와 병증(病症)

양교맥(陽蹻脈)의 유주(流注)와 병증(病症)의 관계는 어떻습니까?

【양교맥(陽蹻脈)의 유주(流注)】

양교맥(陽蹻脈)은 발뒤꿈치의 가운데에서 시작하여 신맥(申脈)혈에서 외과(外踝)를 돌고 상행하여 풍지(風池)혈에 도달합니다. 족태양방광경(足太陽膀胱經)의 신맥(申脈)혈이 양교맥(陽蹻脈)을 총독(總督)하는 수혈(腧穴)입니다.

【양교맥(陽蹻脈)의 병증(病症)】

양교맥(陽蹻脈)에 병(病)이 들면 음(陰)의 부위인 내측(內側)은 이완(弛緩)되고, 양(陽)의 부위인 외측(外側)은 수축(收縮)됩니다.

제 5 절 음교맥(陰蹻脈)

1. 음교맥(陰蹻脈)의 이해

음교맥(陰蹻脈)을 어떻게 이해합니까?

【음교맥(陰蹻脈)과 손괘(巽卦)】

을경화금(乙庚化金)에서 을목(乙木)의 기운은 족궐음간경(足厥陰肝經)을 발생시키고, 경금(庚金)의 기운은 수양명대장경(手陽明大腸經)을 발생시킵니다. 그리고 손괘(巽卦)의 음목(陰木) 기운은 간(肝)과 고(股)를 발생시키고, 눈[眼]에 개규(開竅)하여 음교맥(陰蹻脈)으로 변화합니다.

【음교맥(陰蹻脈)의 역리(易理)】

음교맥(陰蹻脈)은 음목(陰木)의 손괘(巽卦)에 배속되어 손목(巽木)에 속하는 간(肝)의 기운과 상응하고 있습니다. 그러므로 음교맥(陰蹻脈)은 풍(風)의 성질을 가진 간(肝)의 기운을 가지고 폐(肺 ;

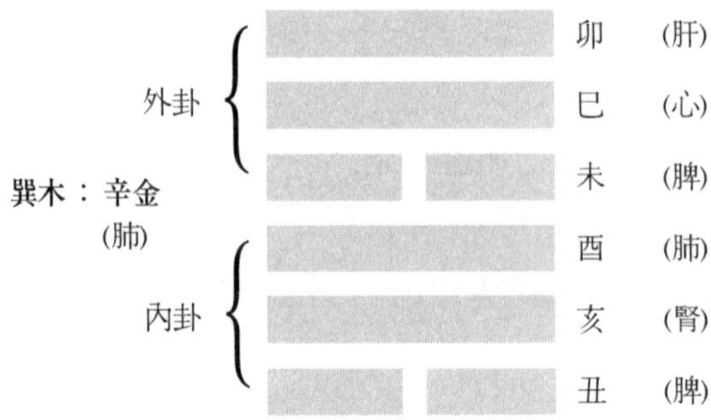

〈음교맥(陰蹻脈)과 손괘(巽卦)〉

辛)와 태음습토(太陰濕土 ; 丑未), 궐음풍목(厥陰風木 ; 巳亥), 양명조금(陽明燥金 ; 卯酉)의 기운을 조절하는 역할을 갖게 됩니다.

2. 음교맥(陰蹻脈)의 유주(流注)와 병증(病症)

음교맥(陰蹻脈)의 유주(流注)와 병증(病症)의 관계는 어떻습니까?

【음교맥(陰蹻脈)의 유주(流注)】

음교맥(陰蹻脈)은 발뒤꿈치의 내측에서 시작하여 조해(照海)혈에서 내과(內踝)를 돌고 상행하여 충맥(衝脈)과 만나 다시 상행하여 인후(咽喉)에 도달합니다. 족소음신경(足少陰腎經)의 조해(照海)혈이 음교맥(陰蹻脈)의 수혈(腧穴)입니다.

【음교맥(陰蹻脈)의 병증(病症)】

음교맥(陰蹻脈)에 병이 들면 음(陰)의 부위인 내측은 수축(收縮)되고, 양(陽)의 부위인 외측은 이완(弛緩)됩니다.

제 6 절 양유맥(陽維脈)

1. 양유맥(陽維脈)의 이해

양유맥(陽維脈)을 어떻게 이해합니까?

【양유맥(陽維脈)과 감괘(坎卦)】

병신화수(丙辛化水)에서 병화(丙火)의 기운은 수태양소장경(手太陽小腸經)을 발생시키고, 신금(辛金)의 기운은 수태음폐경(手太陰肺經)을 발생시킵니다. 그리고 감괘(坎卦)의 수(水) 기운은 신정(腎精)과 방광(膀胱)을 발생시키고, 귀[耳]에 개규(開竅)하여 양유맥(陽維脈)으로 변화합니다.

【양유맥(陽維脈)의 역리(易理)】

양유맥(陽維脈)은 수(水)의 감괘(坎卦)에 배속되어 감수(坎水)에 속하는 신(腎)과 방광(膀胱)의 기운과 상응하고 있습니다. 그러므로 양유맥(陽維脈)은 수(水)의 성질을 가진 신(腎)과 방광(膀胱)의 기운을 가지고 위(胃 ; 戊)와 소양상화(少陽相火 ; 寅申), 태양한수(太陽寒水 ; 辰戌), 소음군화(少陰君火 ; 子午)의 기운을 조절

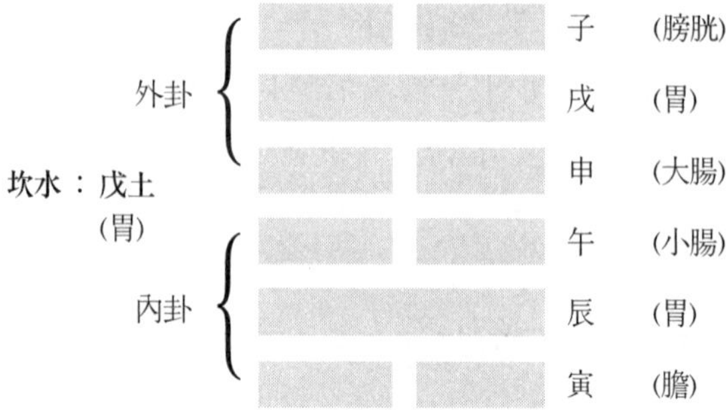

〈양유맥(陽維脈)과 감괘(坎卦)〉

하는 역할을 갖게 됩니다.

2. 양유맥(陽維脈)의 유주(流注)와 병증(病症)

양유맥(陽維脈)의 유주(流注)와 병증(病症)의 관계는 어떻습니까?

【양유맥(陽維脈)의 유주(流注)】

양유맥(陽維脈)은 삼양경맥(三陽經脈)을 연결하는데 그 맥기(脈氣)는 금문(金門 ; 足太陽經)에서 발(發)하여 양교(陽交 ; 足少陽經)혈, 거료(居髎 ; 足少陽經)혈을 거쳐 수족(手足)의 태양경(太陽經), 교맥(蹻脈)과 노수(臑腧)혈에서 교차하고, 수족(手足)의 소양경(少陽經)과 천료(天髎)혈에서 교차(交叉)합니다. 그리고 견정(肩井)혈을 지나 양백(陽白)혈에서 족소양경(足少陽經)과 교차하고, 풍부(風府)혈, 아문(瘂門)혈에서 독맥(督脈)과 교차합니다. 수소양삼초경(手少陽三焦經)의 외관(外關)혈이 양유맥(陽維脈)을 총독(總督)하는 수혈(腧穴)입니다.

【양유맥(陽維脈)의 병증(病症)】

양유맥(陽維脈)은 수족(手足)의 삼양경맥(三陽經脈)을 이어서 연락(連絡)하는 것으로 양유맥(陽維脈)에 병이 들면 오한(惡寒)과 발열(發熱)이 생깁니다.

제 7 절 음유맥(陰維脈)

1. 음유맥(陰維脈)의 이해

음유맥(陰維脈)을 어떻게 이해합니까?

【음유맥(陰維脈)과 이괘(離卦)】

정임화목(丁壬化木)에서 정화(丁火)의 기운은 수소음심경(手少陰心經)을 발생시키고, 임수(壬水)의 기운은 족태양방광경(足太陽膀胱經)을 발생시킵니다. 그리고 이괘(離卦)의 화(火) 기운은 심장(心臟), 혈(血), 소장(小腸)과 혀[舌]의 기운을 발생시키고, 전음(前陰)에 개규(開竅)하여 음유맥(陰維脈)으로 변화합니다.

【음유맥(陰維脈)의 역리(易理)】

음유맥(陰維脈)은 화(火)의 이괘(離卦)에 배속되어 이화(離火)에

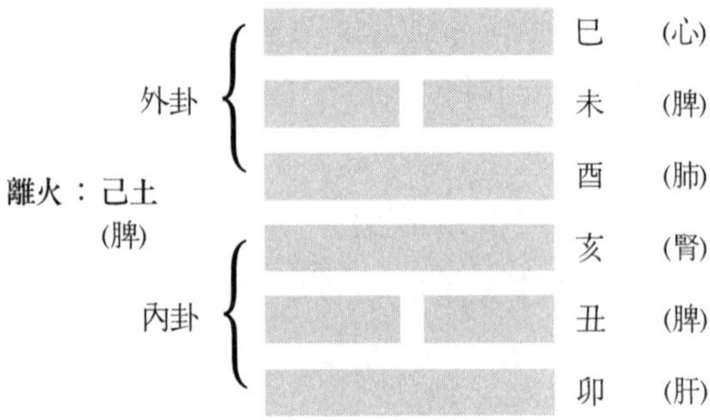

〈음유맥(陰維脈)과 이괘(離卦)〉

속하는 심장(心臟)과 소장(小腸)의 기운과 상응하고 있습니다. 그러므로 음유맥(陰維脈)은 화(火)의 성질을 가진 심장(心臟)과 소장(小腸)의 기운을 가지고 비(脾 ; 己)와 양명조금(陽明燥金 ; 卯酉), 태음습토(太陰濕土 ; 丑未), 궐음풍목(厥陰風木 ; 巳亥)의 기운을 조절하는 역할을 갖게 됩니다.

2. 음유맥(陰維脈)의 유주(流注)와 병증(病症)

음유맥(陰維脈)의 유주(流注)와 병증(病症)의 관계는 어떻습니까?

【음유맥(陰維脈)의 유주(流注)】

음유맥(陰維脈)은 삼음경맥(三陰經脈)을 연결하는데 그 맥기(脈氣)는 축빈(築賓)혈에서 발(發)하여 복애(腹哀)혈, 대횡(大橫)혈에서 족태음경(足太陰經)과 교차하고, 부사(府舍)혈, 기문(期門)혈에서 족궐음경(足厥陰經)과 교차하고, 천돌(天突)혈, 염천(廉泉)혈에서 임맥(任脈)과 교차합니다. 수궐음심포경(手厥陰心包經)의 내관(內關)혈은 음유맥(陰維脈)을 총독(總督)하는 수혈(腧穴)입니다.

【음유맥(陰維脈)의 병증(病症)】

음유맥(陰維脈)은 수족(手足)의 삼음(三陰) 경맥(經脈)을 이어서 연락하는 것으로 음유맥(陰維脈)에 병이 들면 심장(心臟) 부위에 흉통(胸痛)이 생깁니다.

제 8 절 충맥(衝脈)

1. 충맥(衝脈)의 이해

충맥(衝脈)을 어떻게 이해합니까?

【충맥(衝脈)과 간괘(艮卦)】

무계화화(戊癸化火)에서 무토(戊土)의 기운은 족양명위경(足陽明胃經)을 발생시키고, 계수(癸水)의 기운은 족소음신경(足少陰腎經)을 발생시킵니다. 그리고 간괘(艮卦)의 양토(陽土) 기운은 위(胃)와 수(手)의 기운을 발생시키고, 구순(口唇)에 개규(開竅)하여 충맥(衝脈)으로 변화합니다.

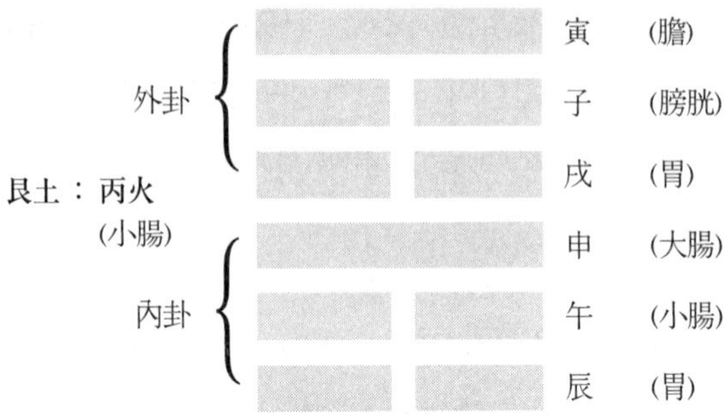

〈충맥(衝脈)과 간괘(艮卦)〉

【충맥(衝脈)의 역리(易理)】

충맥(衝脈)은 양토(陽土)의 간괘(艮卦)에 배속되어 간괘(艮卦)에 속하는 위(胃)의 기운과 상응하고 있습니다. 그러므로 충맥(衝脈)은 양토(陽土)의 성질을 가진 위(胃)의 기운을 가지고 소장(小腸 ; 丙)과 태양한수(太陽寒水 ; 辰戌), 소음군화(少陰君火 ; 子午), 소양상화(少陽相火 ; 寅申)의 기운을 조절하는 역할을 갖게 됩니다.

2. 충맥(衝脈)의 유주(流注)와 병증(病症)

충맥(衝脈)의 유주(流注)와 병증(病症)의 관계는 어떻습니까?

【충맥(衝脈)의 유주(流注)】

기충(氣衝)혈에서 시작하여 위경(胃經)과 병행하며 배꼽[臍]의 양측을 끼고 상행하여 흉부(胸部)에서 흩어집니다. 족태음비경(足

太陰脾經)의 공손(公孫)혈은 충맥(衝脈)을 총독(總督)하는 수혈(腧穴)입니다.

【충맥(衝脈)의 병증(病症)】

충맥(衝脈)에 병(病)이 들면 기(氣)가 아래로부터 가슴, 목, 머리까지 상공(上攻)하여 하복부(下腹部)에 인통(引痛)이 생깁니다.

제 9 절 대맥(帶脈)

1. 대맥(帶脈)의 이해

대맥(帶脈)의 기능을 어떻게 이해합니까?

【대맥(帶脈)과 태괘(兌卦)】

태괘(兌卦)의 음금(陰金) 기운은 폐(肺)와 코[鼻]를 발생시키고, 피부(皮膚)에 개규(開竅)하여 대맥(帶脈)으로 변화하고 심포(心包)와 삼초(三焦)를 발생시킵니다. 그리고 삼초(三焦)는 수소양삼초경(手少陽三焦經)을 발생시키고, 심포(心包)는 수궐음심포경(手厥陰心包經)을 발생시킵니다.

【대맥(帶脈)의 역리(易理)】

대맥(帶脈)은 음금(陰金)의 태괘(兌卦)에 배속되어 태금(兌金)에 속하는 폐(肺)의 기운과 상응하고 있습니다. 그러므로 대맥(帶

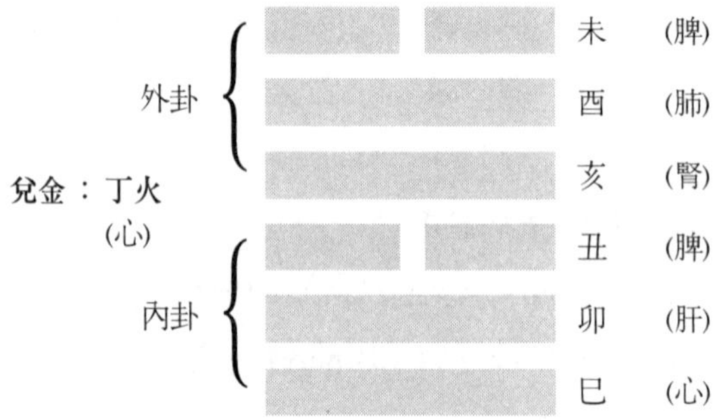

〈대맥(帶脈)과 태괘(兌卦)〉

脈)은 음금(陰金)의 성질을 가진 폐(肺)의 기운을 가지고 심장(心臟 ; 丁)과 궐음풍목(厥陰風木 ; 巳亥), 양명조금(陽明燥金 ; 卯酉), 태음습토(太陰濕土 ; 丑未)의 기운을 조절하는 역할을 갖게 됩니다.

2. 대맥(帶脈)의 유주(流注)와 병증(病症)

대맥(帶脈)의 유주(流注)와 병증(病症)의 관계는 어떻습니까?

【대맥(帶脈)의 유주(流注)】

대맥(帶脈)은 대맥(帶脈)혈에서 시작하여 요부(腰部)를 한 바퀴 돕니다. 족소양담경(足少陽膽經)의 임읍(臨泣)혈은 대맥(帶脈)을 총독(總督)하는 수혈(腧穴)입니다.

【대맥(帶脈)의 병증(病症)】

대맥(帶脈)에 병이 들면 복만(腹滿)이 생기고 요부(腰部)가 냉(冷)하고 무력(無力)하여집니다.

제 10 절 기경(奇經)의 수혈(腧穴)

1. 팔맥교회혈(八脈交會穴)

팔맥교회혈(八脈交會穴)은 어떤 것입니까?

팔맥교회혈(八脈交會穴)은 기경팔맥(奇經八脈)과 12정경(正經)의 경기(經氣)가 상통하는 수혈(腧穴)을 말하고, 이 혈(穴)을 사용하여 비등팔법(飛騰八法)과 영구팔법(靈龜八法)을 고안하여 치료에 응용하고 있습니다.

① 독맥(督脈)은 수태양소장경(手太陽小腸經)의 후계(後谿)혈과 경기(經氣)가 상통하므로 독맥(督脈)의 수혈(腧穴)은 후계(後谿)입니다.

② 임맥(任脈)은 수태음폐경(手太陰肺經)의 열결(列缺)혈과 경기(經氣)가 상통하므로 임맥(任脉)의 수혈(腧穴)은 열결(列缺)입니다.

③ 양유맥(陽維脈)은 수소양삼초경(手少陽三焦經)의 외관(外關)혈과 경기(經氣)가 상통하므로 양유맥(陽維脈)의 수혈(腧穴)은 외관(外關)입니다.

④ 음유맥(陰維脈)은 수궐음심포경(手厥陰心包經)의 내관(內關)혈과 경기(經氣)가 상통하므로 음유맥(陰維脈)의 수혈(腧穴)은 내관(內關)입니다.

⑤ 음교맥(陰蹻脈)은 족소음신경(足少陰腎經)의 조해(照海)혈과 경기(經氣)가 상통하므로 음교맥(陰蹻脈)의 수혈(腧穴)은 조해(照海)입니다.

⑥ 양교맥(陽蹻脈)은 족태양방광경(足太陽膀胱經)의 신맥(申脈)혈과 경기(經氣)가 상통하므로 양교맥(陽蹻脈)의 수혈(腧穴)은 신맥(申脈)입니다.

⑦ 대맥(帶脈)은 족소양담경(足少陽膽經)의 임읍(臨泣)혈과 경기(經氣)가 상통하므로 대맥(帶脈)의 수혈(腧穴)은 임읍(臨泣)입니다.

⑧ 충맥(衝脈)은 족태음비경(足太陰脾經)의 공손(公孫)혈과 경기(經氣)가 상통하므로 충맥(衝脈)의 수혈(腧穴)은 공손(公孫)입니다.

2. 팔맥교회혈(八脈交會穴)과 병증(病症)

후계(後谿 ; 手太陽小腸經 ; 兌卦－巽卦)
－독맥(督脈)－건괘(乾卦)－대장(大腸) : 척강반장(脊强反張)－궐역(厥逆)

열결(列缺 ; 手太陰肺經 ; 離卦)
－임맥(任脈)－곤괘(坤卦)－비(脾) : 남자(男子)－산증(疝症). 여자(女子)－대하(帶下), 미하(癥瘕)

외관(外關 ; 手少陽三焦經 ; 震卦)

－양유맥(陽維脈)－감괘(坎卦)－신(腎). 방광(膀胱) : 한열(寒熱)－표증(表證)

내관(內關 ; 手厥陰心包經 ; 艮卦)

－음유맥(陰維脈)－이괘(離卦)－심(心). 소장(小腸) : 심통(心痛)－이증(裏證)

조해(照海 ; 足少陰腎經 ; 坤卦－兌卦)

－음교맥(陰蹻脈)－손괘(巽卦)－간(肝) : 구급(拘急)－음급(陰急)

신맥(申脈 ; 足太陽膀胱經 ; 坎卦－坤卦)

－양교맥(陽蹻脈)－진괘(震卦)－담(膽) : 광분(狂奔)－양급(陽急)

임읍(臨泣 ; 足少陽膽經 ; 巽卦－坎卦)

－대맥(帶脈)－태괘(兌卦)－폐(肺) : 복창(腹脹), 요통(腰痛) 〈여자(女子)－월경(月經)〉

공손(公孫 ; 足太陰脾經 ; 乾卦)

－충맥(衝脈)－간괘(艮卦)－위(胃) : 기역(氣逆)－이급(裏急) 〈여자(女子)－월경(月經)〉

3. 영구팔법(靈龜八法)의 역리(易理)

영구팔법(靈龜八法)의 역리(易理)는 어떤 것입니까?

영구팔법(靈龜八法)의 방법은 침구학(鍼灸學)에 설명되어 있으므로 여기서는 언급하지 않고, 영구팔법(靈龜八法)의 기경(奇經)과 구궁수(九宮數)의 역리(易理)를 알아 보겠습니다.

영구팔법(靈龜八法)에서는 팔맥교회혈(八脈交會穴)을 후천구궁도(後天九宮圖)에 배속하여 기경(奇經)의 역리(易理)를 나타내고 있습니다.

① 독맥(督脈)의 수혈(腧穴)인 후계(後谿)를 태괘(兌卦)에 배정(配定)하여 독맥(督脈)에는 칠화(七火)의 기운이 작용하고 있음을 나타내고 있습니다.

② 임맥(任脈)의 수혈(腧穴)인 열결(列缺)을 이괘(離卦)에 배정(配定)하여 임맥(任脈)에는 구금(九金)의 기운이 작용하고 있음을 나타내고 있습니다.

③ 양유맥(陽維脈)의 수혈(腧穴)인 외관(外關)을 진괘(震卦)에 배정(配定)하여 양유맥(陽維脈)에는 삼목(三木)의 기운이 작용하고 있음을 나타내고 있습니다.

④ 음유맥(陰維脈)의 수혈(腧穴)인 내관(內關)을 간괘(艮卦)에 배정(配定)하여 음유맥(陰維脈)에는 팔목(八木)의 기운이 작용하고 있음을 나타내고 있습니다.

⑤ 음교맥(陰蹻脈)의 수혈(腧穴)인 조해(照海)를 곤괘(坤卦)에 배정(配定)하여 음교맥(陰蹻脈)에는 이화(二火)의 기운이 작용하고 있음을 나타내고 있습니다.

⑥ 양교맥(陽蹻脈)의 수혈(腧穴)인 신맥(申脈)을 감괘(坎卦)에 배정(配定)하여 양교맥(陽蹻脈)에는 일수(一水)의 기운이 작용하고 있음을 나타내고 있습니다.

⑦ 대맥(帶脈)의 수혈(腧穴)인 임읍(臨泣)을 손괘(巽卦)에 배정(配

定)하여 대맥(帶脈)에는 사금(四金)의 기운이 작용하고 있음을 나타내고 있습니다.

⑧ 충맥(衝脈)의 수혈(腧穴)인 공손(公孫)을 건괘(乾卦)에 배정(配定)하여 충맥(衝脈)에는 육수(六水)의 기운이 작용하고 있음을 나타내고 있습니다.

4. 비등팔법(飛騰八法)의 역리(易理)

비등팔법(飛騰八法)의 역리(易理)는 어떤 것입니까?

비등팔법(飛騰八法)의 방법은 침구학(鍼灸學)에 설명되어 있으므로 여기서는 언급하지 않고, 비등팔법(飛騰八法)의 기경(奇經)과 구궁수(九宮數)의 역리(易理)를 알아 보겠습니다.

비등팔법(飛騰八法)에서는 팔맥교회혈(八脈交會穴)을 후천구궁도(後天(九宮圖)에 배속하여 기경(奇經)의 역리(易理)를 나타내고 있습니다.

① 독맥(督脈)의 수혈(腧穴)인 후계(後谿)를 손괘(巽卦)에 배정하여 독맥(督脈)에는 사금(四金)의 기운이 작용하고 있음을 나타내고 있습니다. 영구팔법(靈龜八法)에서는 후계(後谿)를 태괘(兌卦)의 칠화(七火)에 배정하여 비등팔법(飛騰八法)과 다른 역리(易理)를 나타내고 있습니다.

② 임맥(任脈)의 수혈(腧穴)인 열결(列缺)을 이괘(離卦)에 배정하여 임맥(任脈)에는 구금(九金)의 기운이 작용하고 있음을 나타

내고 있습니다.

③ 양유맥(陽維脈)의 수혈(腧穴)인 외관(外關)을 진괘(震卦)에 배정하여 양유맥(陽維脈)에는 삼목(三木)의 기운이 작용하고 있음을 나타내고 있습니다.

④ 음유맥(陰維脈)의 수혈(腧穴)인 내관(內關)을 간괘(艮卦)에 배정하여 음유맥(陰維脈)에는 팔목(八木)의 기운이 작용하고 있음을 나타내고 있습니다.

⑤ 음교맥(陰蹻脈)의 수혈(腧穴)인 조해(照海)를 곤괘(坤卦)에 배정하여 음교맥(陰蹻脈)에는 이화(二火)의 기운이 작용하고 있음을 나타내고 있습니다.

⑥ 양교맥(陽蹻脈)의 수혈(腧穴)인 신맥(申脈)을 곤괘(坤卦)에 배정하여 양교맥(陽蹻脈)에는 이화(二火)의 기운이 작용하고 있음을 나타내고 있습니다. 영구팔법(靈龜八法)에서는 신맥(申脈)을 감괘(坎卦)의 일수(一水)에 배정하여 비등팔법(飛騰八法)과 다른 역리(易理)를 나타내고 있습니다.

⑦ 대맥(帶脈)의 수혈(腧穴)인 임읍(臨泣)을 감괘(坎卦)에 배정하여 대맥(帶脈)에는 일수(一水)의 기운이 작용하고 있음을 나타내고 있습니다. 영구팔법(靈龜八法)에서는 임읍(臨泣)을 손괘(巽卦)의 사금(四金)에 배정하여 비등팔법(飛騰八法)과 다른 역리(易理)를 나타내고 있습니다.

⑧ 충맥(衝脈)의 수혈(腧穴)인 공손(公孫)을 건괘(乾卦)에 배정하여 충맥(衝脈)에는 육수(六水)의 기운이 작용하고 있음을 나타내고 있습니다.

제3장 태아(胎兒) 발달과 경맥(經脈)

제1절 태아(胎兒) 발생의 역리(易理)

1. 태아(胎兒) 발달과 오행(五行)의 기운

태아(胎兒)의 발달과 오행(五行)은 어떤 관계가 있습니까?

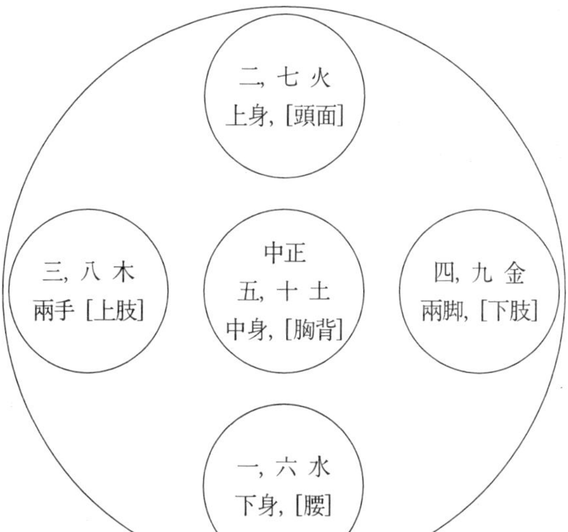

〈하도(河圖)와 태아(胎兒) 발달〉

초목(草木)과 백곡(百穀)의 열매는 모두 땅을 향하여 자라는데, 열매의 머리[首]는 줄기에 이어져 있고, 이삭 부위는 반대로 뿌리 쪽으로 숙인 것처럼 사람과 동물의 태(胎)가 생겨날 때도 머리[頭]가 모두 아래에 있습니다. 태아(胎兒)의 오장(五臟) 발달은 선천(先天)의 하도(河圖)와 상응하여 생수(生數)와 성수(成數)가 발생하는 이치에 따라 발생합니다. 따라서 천일(天一)에서 수기(水氣)가 생겨 신(腎)이 발생하고, 지이(地二)에서 화기(火氣)가 생겨 심(心)이 발생하고, 천삼(天三)에서 목기(木氣)가 생겨 간(肝)이 발생하고, 지사(地四)에서 금기(金氣)가 생겨 폐(肺)가 발생하고, 천오(天五)에서 토기(土氣)가 생겨 비(脾)가 발생합니다.

토기(土氣 ; 五・十)는 중심의 기운[中央土]으로 태아 발달에서 중신(中身)의 중초(中焦)와 흉부(胸部)와 배부(背部)를 주관하고, 화기(火氣 ; 二・七)는 위쪽의 상승한 기운으로 태아 발달에서 상반신(上半身)의 상초(上焦), 두부(頭部)와 면부(面部)를 주관합니다. 그리고 수기(水氣 ; 一・六)는 아래쪽의 하강한 기운으로 태아 발달에서 하반신(下半身)의 하초(下焦)와 요부(腰部)를 주관하고, 목기(木氣 ; 三・八)는 왼쪽의 상승하는 기운[地氣上升 ; 봄기운]으로 팔과 손가락을 주관하고, 금기(金氣 ; 四・九)는 오른쪽의 하강하는 기운[天氣下降・가을 기운]으로 다리와 발가락을 주관합니다.

2. 태아(胎兒) 발달과 선천팔괘(先天八卦)

태아(胎兒) 발달과 선천팔괘(先天八卦)는 어떤 관계가 있습니까?

【선천팔괘(先天八卦)와 태아(胎兒)】

임신(姙娠) 1개월에서 임신 8개월까지의 태아(胎兒) 발달과정을 선천팔괘(先天八卦)의 생성(生成) 순서인 일건천(一乾天) → 이태택(二兌澤) → 삼리화(三離火) → 사진뢰(四震雷) → 오손풍(五巽風) → 육감수(六坎水) → 칠간산(七艮山) → 팔곤지(八坤地)로 이해하는 것입니다.

【임신(姙娠) 1개월】

일건천(一乾天)의 기운(氣運)과 상응하여 발생(發生)의 원동력인 한 점 원양(元陽)의 기(氣 ; 丹)가 발생합니다.

【임신(姙娠) 2개월】

이태택(二兌澤)의 기운과 상응하여 못[澤]에 물이 고이는 것과 같이 단(丹)의 일기(一氣)에서 물[水]이 고여 액(液)이 발생합니다.

【임신(姙娠) 3개월】

삼리화(三離火)의 기운과 상응하여 화기(火氣)의 작용으로 단태(丹胎)에서 열기(熱氣)가 발생하고 변화가 일어나서 자라기 시작합니다.

【임신(姙娠) 4개월】

사진뢰(四震雷)의 기운과 상응하여 우뢰[천둥 ; 電氣]의 기운으로 단태(丹胎)에서 열기(熱氣)가 왕성하여 태아(胎兒)가 움직이기 시작합니다.

【임신(姙娠) 5개월】

오손풍(五巽風)의 기운과 상응하여 바람[風]의 움직이는 기운으로 태아(胎兒)가 어머니의 기운[母氣]을 따라 호흡을 시작합니다.

【임신(姙娠) 6개월】

육감수(六坎水)의 기운과 상응하여 자궁(子宮)에 물이 생겨 양수(羊水)가 가득 차기 시작합니다.

【임신(姙娠) 7개월】

칠간산(七艮山)의 기운과 상응하여 산맥(山脈)의 굴곡(屈曲)과 같이 굴곡이 많은 장위(腸胃)가 형성됩니다.

【임신(姙娠) 8개월】

팔곤지(八坤地)의 기운과 상응하여 땅을 상징하는 기육(肌肉)이 모두 형성됩니다.

3. 태아(胎兒) 발달의 역리(易理)

태아(胎兒) 발달의 역리(易理)는 무엇입니까?

오행(五行)이 한 번 변화하는 5일을 일후(一候)라 하고, 일후(一候)가 천지인(天地人)의 삼재(三才)로 세 번 변화하면 15일로 한 절기(節氣)가 되는데, 이러한 이치에 상응하여 태아의 발생도 15일 단위로 변화하면서 발달합니다.

【임신 초기】

임신 초기를 단(丹)의 일과(一顆 ; 受精卵)라 하고, 선천(先天) · 무극(無極) · 태극(太極) · 원시(元始) · 불심(佛心) · 도심(道心) · 존심(存心) · 본래면목(本來面目) 등으로 불리는 진아(眞我 ; 本心)가 생깁니다.

【임신 15일 】

아버지의 기운[父氣]이 동(動)하여 양의(陽儀)가 생(生)하고, 양의(陽儀)의 기운이 하강[離卦의 中爻가 動]하여 아래에서 응결하면 진양(眞陽)이 생하여 신기(腎氣)가 발생합니다.

【임신 1개월】

어머니의 기운[母氣]이 동(動)하여 음의(陰儀)가 생(生)하고, 음의(陰儀)의 기운이 상승[坎卦의 中爻가 動]하여 위에서 응결하면 진음(眞陰)이 생하여 심기(心氣)가 발생합니다.

【임신 1개월 15일】

양의(陽儀)에서 태양(太陽)이 생(生)하고, 태양(太陽)의 기운이 하강하여 아래에서 응결하면 소양(少陽)의 기(氣)가 발생합니다.

【임신 2개월】

음의(陰儀)에서 태음(太陰)이 생(生)하고, 태음(太陰)의 기운이 상승하여 위에서 응결하면 소음(少陰)의 기(氣)가 발생합니다.

【임신 2개월 15일】 : (陽水의 기운)

천간(天干) 임수(壬水 ; 一水)의 수기(水氣)가 위에서 동(動)하여 왼쪽의 동자(瞳子)가 발생하고, 아래에서 응결하여 양수(陽水)의 기운으로 방광(膀胱)이 발생합니다.

【임신 3개월】 : (陰水의 기운)

천간(天干) 계수(癸水 ; 六水)의 수기(水氣)가 위에서 동(動)하여 오른쪽의 동자(瞳子)가 발생하고, 아래에서 응결하여 음수(陰水)의 기운으로 신(腎)이 발생합니다.

【임신 3개월 15일】 : (陰火의 기운)

천간(天干) 정화(丁火 ; 二火)의 화기(火氣)가 위에서 동(動)하여 오른쪽의 눈 주위가 발생하고, 아래에서 응결하여 음화(陰火)의 기운으로 심(心)이 발생합니다.

【임신 4개월】 : (陽火의 기운)

천간(天干) 병화(丙火 ; 七火)의 화기(火氣)가 위에서 동(動)하여 왼쪽의 눈 주위가 발생하고, 아래에서 응결하여 양화(陽火)의 기운으로 소장(小腸)이 발생합니다.

【임신 4개월 15일】 : (陽木의 기운)

천간(天干) 갑목(甲木 ; 三木)의 목기(木氣)가 위에서 동(動)하여 왼쪽의 흑정(黑睛)이 발생하고, 아래에서 응결하여 양목(陽木)의 기운으로 담(膽)이 발생합니다.

【임신 5개월】 : (陰木의 기운)

천간(天干) 을목(乙木 ; 八木)의 목기(木氣)가 위에서 동(動)하여 오른쪽의 흑정(黑睛)이 발생하고, 아래에서 응결하여 음목(陰木)의 기운으로 간(肝)이 발생합니다.

【임신 5개월 15일】 : (陰金의 기운)

천간(天干) 신금(辛金 ; 四金)의 금기(金氣)가 위에서 동(動)하여 오른쪽의 백정(白睛)이 발생하고, 아래에서 응결하여 음금(陰金)의 기운으로 폐(肺)가 발생합니다.

【임신 6개월】 : (陽金의 기운)

천간(天干) 경금(庚金 ; 九金)의 금기(金氣)가 위에서 동(動)하여 왼쪽의 백정(白睛)이 발생하고, 아래에서 응결하여 양금(陽金)의 기운으로 대장(大腸)이 발생합니다.

【임신 6개월 15일】 : (陽土의 기운)

천간(天干) 무토(戊土 ; 五土)의 토기(土氣)가 위에서 동(動)하여 왼쪽의 안검(眼瞼)이 발생하고, 아래에서 응결하여 양토(陽土)의 기운으로 위(胃)가 발생합니다. 그리고 건괘(乾卦)의 작용으로 골격(骨格)과 두(頭)의 기운이 발생하고, 대장(大腸)의 기운이 후음(後陰)에 개규(開竅)하여 독맥(督脈)으로 변화합니다.

【임신 7개월】 : (陰土의 기운)

천간(天干) 기토(己土 ; 十土)의 토기(土氣)가 위에서 동(動)하여 오른쪽의 안검(眼瞼)이 발생하고, 아래에서 응결하여 음토(陰土)의 기운으로 비(脾)가 발생합니다. 그리고 곤괘(坤卦)의 작용으로 기육(肌肉)과 복(腹)의 기운이 발생하고, 비(脾)의 기운이 제(臍 ; 배꼽)에 개규(開竅)하여 임맥(任脈)으로 변화합니다. 또한 임신 7개월경에 태아(胎兒)가 형(形)을 갖추어 하도(河圖)의 상(象)을 이루고, 경락(經絡)과 오장(五臟)의 기(氣)가 발생합니다.

【임신 7개월 15일】 : (化氣五行의 甲己 → 土의 기운)

갑기화토(甲己化土)의 기운으로 중앙에 일기(一氣)가 발생하고, 피부(皮膚)와 기육(肌肉)이 발생합니다. 그리고 갑(甲)의 기운으로 왼쪽의 족소양담경(足少陽膽經)이 발생하고, 기(己)의 기운으로 왼쪽의 족태음비경(足太陰脾經)이 발생합니다. 진괘(震卦)의 작용으로 담(膽)과 족(足)의 기운이 발생하고, 정문(頂門)에 개규(開竅)하여 양교맥(陽蹻脈)으로 변화합니다.

【임신 8개월】: (化氣五行의 乙庚 → 金의 기운)

을경화금(乙庚化金)의 기운으로 중앙의 토(土)에서 유금(酉金)이 생하여 서방(西方)의 금기(金氣)가 발생합니다. 그리고 을(乙)의 기운으로 오른쪽의 족궐음간경(足厥陰肝經)이 발생하고, 경(庚)의 기운으로 왼쪽의 수양명대장경(手陽明大腸經)이 발생합니다. 손괘(巽卦)의 작용으로 간(肝)과 고(股)의 기운이 발생하고, 눈[眼]에 개규(開竅)하여 음교맥(陰蹻脈)으로 변화합니다.

【임신 8개월 15일】: (化氣五行의 丙辛 → 水의 기운)

병신화수(丙辛化水)의 기운으로 금(金)에서 수(水)를 생하여 북방(北方)의 수기(水氣)가 발생합니다. 그리고 병(丙)의 기운으로 왼쪽의 수태양소장경(手太陽小腸經)이 발생하고, 신(辛)의 기운으로 오른쪽의 수태음폐경(手太陰肺經)이 발생합니다. 감괘(坎卦)의 작용으로 신정(腎精)과 방광(膀胱)의 기운이 발생하고, 귀[耳]에 개규(開竅)하여 양유맥(陽維脈)으로 변화합니다.

【임신 9개월】: (化氣五行의 丁壬 → 木의 기운)

정임화목(丁壬化木)의 기운으로 북방(北方)에서 동방(東方)의 목기(木氣)가 발생합니다. 그리고 정(丁)의 기운으로 오른쪽의 수소음심경(手少陰心經)이 발생하고, 임(壬)의 기운으로 왼쪽의 족태양방광경(足太陽膀胱經)이 발생합니다. 이괘(離卦)의 작용으로 심장(心臟), 혈(血), 소장(小腸)과 혀[舌]의 기운이 발생하고, 전음(前陰)에 개규(開竅)하여 음유맥(陰維脈)으로 변화합니다.

【임신 9개월 15일】 : (化氣五行의 戊癸 → 火의 기운)

무계화화(戊癸化火)의 기운으로 동방(東方)에서 남방(南方)의 화기(火氣)가 발생합니다. 그리고 무(戊)의 기운으로 왼쪽의 족양명위경(足陽明胃經)이 발생하고, 계(癸)의 기운으로 오른쪽의 족소음신경(足少陰腎經)이 발생합니다. 간괘(艮卦)의 작용으로 위(胃)와 수(手)의 기운이 발생하고, 입술[口脣]에 개규(開竅)하여 충맥(衝脈)으로 변화합니다.

【임신 10개월】

태괘(兌卦)의 작용으로 폐(肺)와 코[鼻]의 기운이 발생하고, 피부(皮膚)에 개규(開竅)하여 대맥(帶脈)으로 변화하여 심포(心包)와 삼초(三焦)가 발생합니다. 그리고 삼초(三焦)는 일신(一身)을 감싸는 그물이 되어 왼쪽의 수소양삼초경(手少陽三焦經)이 발생하고, 심포(心包)는 심(心)을 감싸고 있어 오른쪽의 수궐음심포경(手厥陰心包經)이 발생합니다.

제 2 절 태아(胎兒) 발달과 경맥(經脈)

1. 태아(胎兒) 발달과 12경맥(經脈)의 역리(易理)

태아(胎兒) 발달과 12경맥(經脈)의 역리(易理)는 무엇입니까?

【족소양담경(足少陽膽經)과 족태음비경(足太陰脾經)】

임신(姙娠) 7개월 15일이 되면 천간(天干) 갑기(甲己)의 토(土) 기운으로 중앙에 일기(一氣)가 발생하고, 갑(甲)의 기운은 왼쪽의 족소양담경(足少陽膽經)을 발생시키고, 기(己)의 기운은 왼쪽의 족태음비경(足太陰脾經)을 발생시킵니다.

【족궐음간경(足厥陰肝經)과 수양명대장경(手陽明大腸經)】

임신(姙娠) 8개월이 되면 천간(天干) 을경(乙庚)의 금(金) 기운으로 중앙의 토(土)에서 을(乙)의 기운은 오른쪽의 족궐음간경(足厥陰肝經)을 발생시키고, 경(庚)의 기운은 왼쪽의 수양명대장경(手陽明大腸經)을 발생시킵니다.

【수태양소장경(手太陽小腸經)과 수태음폐경(手太陰肺經)】

임신(姙娠) 8개월 15일이 되면 천간(天干) 병신(丙辛)의 수(水) 기운으로 금(金)에서 수(水)를 생(生)하여 병(丙)의 기운은 왼쪽의 수태양소장경(手太陽小腸經)을 발생시키고, 신(辛)의 기운은 오른쪽의 수태음폐경(手太陰肺經)을 발생시킵니다.

【수소음심경(手少陰心經)과 족태양방광경(足太陽膀胱經)】

임신(姙娠) 9개월이 되면 천간(天干) 정임(丁壬) 목(木)의 기운으로 북방(北方)에서 동방(東方)의 목(木)을 생(生)하여 정(丁)의 기운은 오른쪽의 수소음심경(手少陰心經)을 발생시키고, 임(壬)의 기운은 왼쪽의 족태양방광경(足太陽膀胱經)을 발생시킵니다.

【족양명위경(足陽明胃經)과 족소음신경(足少陰腎經)】

임신(姙娠) 9개월 15일이 되면 천간(天干) 무계(戊癸) 화(火)의 기운으로 동방(東方)에서 남방(南方)의 화(火)를 생(生)하여 무(戊)의 기운은 왼쪽의 족양명위경(足陽明胃經)을 발생시키고, 계(癸)의 기운은 오른쪽의 족소음신경(足少陰腎經)을 발생시킵니다.

【수소양삼초경(手少陽三焦經)과 수궐음심포경(手厥陰心包經)】

임신(姙娠) 10개월이 되면 심포(心包)와 삼초(三焦)의 기운이 발생하고, 삼초(三焦)는 일신(一身)을 감싸는 그물이 되어 왼쪽의 수소양삼초경(手少陽三焦經)을 발생시키고, 심포(心包)는 심(心)을 감싸고 있어 오른쪽의 수궐음심포경(手厥陰心包經)을 발생시킵니다.

2. 태아(胎兒) 발달과 기경팔맥(奇經八脈)의 역리(易理)

태아(胎兒) 발달과 기경팔맥(奇經八脈)의 역리(易理)는 무엇입니까?

【독맥(督脈)과 건괘(乾卦)】

임신(姙娠) 6개월 15일이 되면 천오(天五)의 무토(戊土)가 아래에서 응결하여 양토(陽土)의 기운으로 위(胃)가 발생하고, 건괘(乾卦)의 작용으로 골격(骨格)과 두(頭)의 기운이 발생하고, 대장(大腸)의 기운이 후음(後陰)에 개규(開竅)하여 독맥(督脈)으로 변화합니다. 그러므로 독맥(督脈)은 건괘(乾卦)의 기운과 상응합니다.

【임맥(任脈)과 곤괘(坤卦)】

임신(姙娠) 7개월이 되면 지십(地十)의 기토(己土)가 아래에서 응결하여 음토(陰土)의 기운으로 비(脾)가 발생하고, 곤괘(坤卦)의 작용으로 기육(肌肉)과 복(腹)의 기운이 발생하고, 비(脾)의 기운이 배꼽[臍]에 개규(開竅)하여 임맥(任脈)으로 변화합니다. 그러므로 임맥(任脈)은 곤괘(坤卦)의 기운과 상응합니다.

【양교맥(陽蹻脈)과 진괘(震卦)】

임신(姙娠) 7개월 15일이 되면 갑기화토(甲己化土)의 기운으로 중앙에 일기(一氣)가 발생하고, 갑(甲)의 기운으로 왼쪽의 족소양담경(足少陽膽經)이 발생하고, 기(己)의 기운으로 왼쪽의 족태음비경(足太陰脾經)이 발생합니다. 그리고 진괘(震卦)의 작용으로 담(膽)과 족(足)의 기운이 발생하고, 정문(頂門)에 개규(開竅)하여 양교맥(陽蹻脈)으로 변화합니다. 그러므로 양교맥(陽蹻脈)은 진괘(震卦)의 기운과 상응합니다.

【음교맥(陰蹻脈)과 손괘(巽卦)】

임신(姙娠) 8개월이 되면 을경화금(乙庚化金)의 기운으로 중앙의 토(土)에서 유금(酉金)이 생(生)하며, 을(乙)의 기운으로 오른쪽의 족궐음간경(足厥陰肝經)이 발생하고, 경(庚)의 기운으로 왼쪽의 수양명대장경(手陽明大腸經)이 발생합니다. 그리고 손괘(巽卦)의 작용으로 간(肝)과 고(股)의 기운이 발생하고, 눈[眼]에 개규(開竅)하여 음교맥(陰蹻脈)으로 변화합니다. 그러므로 음교맥(陰蹻脈)은 손괘(巽卦)의 기운과 상응합니다.

【양유맥(陽維脈)과 감괘(坎卦)】

임신(姙娠) 8개월 15일이 되면 병신화수(丙辛化水)의 기운으로 금(金)에서 수(水)를 생(生)하며, 병(丙)의 기운으로 왼쪽의 수태양소장경(手太陽小腸經)이 발생하고, 신(辛)의 기운으로 오른쪽의 수태음폐경(手太陰肺經)이 발생합니다. 그리고 감괘(坎卦)의 작용으로 신정(腎精)과 방광(膀胱)의 기운이 발생하고, 귀[耳]에 개규(開竅)하여 양유맥(陽維脈)으로 변화합니다. 그러므로 양유맥(陽維脈)은 감괘(坎卦)의 기운과 상응합니다.

【음유맥(陰維脈)과 이괘(離卦)】

임신(姙娠) 9개월이 되면 정임화목(丁壬化木)의 기운으로 북방(北方)에서 동방(東方)의 목(木)을 생하며, 정(丁)의 기운으로 오른쪽의 수소음심경(手少陰心經)이 발생하고, 임(壬)의 기운으로 왼쪽의 족태양방광경(足太陽膀胱經)이 발생합니다. 그리고 이괘(離卦)의 작용으로 심장(心臟), 혈(血), 소장(小腸)과 혀[舌]의 기운이 발생하고, 전음(前陰)에 개규(開竅)하여 음유맥(陰維脈)으로 변화합니다. 그러므로 음유맥(陰維脈)은 이괘(離卦)의 기운과 상응합니다.

【충맥(衝脈)과 간괘(艮卦)】

임신(姙娠) 9개월 15일이 되면 무계화화(戊癸化火)의 기운으로 동방(東方)에서 남방(南方)의 화(火)를 생하며, 무(戊)의 기운으로 왼쪽의 족양명위경(足陽明胃經)이 발생하고, 계(癸)의 기운으로 오른쪽의 족소음신경(足少陰腎經)이 발생합니다. 그리고 간괘(艮卦)의 작용으로 위(胃)와 수(手)의 기운이 발생하고, 입술[口唇]에 개규(開竅)하여 충맥(衝脈)으로 변화합니다. 그러므로 충맥(衝脈)은 간괘(艮卦)의 기운과 상응합니다.

【대맥(帶脈)과 태괘(兌卦)】

임신(姙娠) 10개월이 되면 태괘(兌卦)의 작용으로 폐(肺)와 코[鼻]의 기운이 발생하고, 피부(皮膚)에 개규(開竅)하여 대맥(帶脈)으로 변화하고 심포(心包)와 삼초(三焦)가 발생합니다. 그리고 삼초(三焦)는 왼쪽의 수소양삼초경(手少陽三焦經)을 발생시키고, 심포(心包)는 오른쪽의 수궐음심포경(手厥陰心包經)을 발생시킵니다. 그러므로 대맥(帶脈)은 태괘(兌卦)의 기운과 상응합니다.

참고문헌

1. 李梴, 醫學入門, 崇文社.
2. 洪元植, 黃帝內經, 高文社.
3. 許俊, 東醫寶鑑, 南山堂.
4. 郭東烈, 醫易啓悟, 成輔社.
5. 宋点植, 醫學輯要, 文耕出版社.
6. 敦厚老人, 明道易經, 中國孔孟學會 珍藏本.
7. 金于齊・沈載烈, 卜筮正宗精解, 明文堂.
8. 金敬琢, 新完譯周易, 明文堂.
9. 金弘起・姜鎭春, 傷寒學, 一中社.
10. 成樂箕, 八十一難經解釋, 高文社, 1982.
11. 신민규・김홍기, 의역문답, 집문당, 2006.

찾아보기

지은이 소개

김홍기(金弘起) 경희대학교 한의과대학 외래교수(2006～현재)
동신대학교 한의과대학 겸임교수(2006～현재)
경희대학교 한의학과학기술연구원 부원장(1997)
상지대학교 한의과대학 외래교수(1994)
대전대학교 한의과대학 교수(1984)
경희대학교 대학원 박사(1982)
저서 외감과학, 상한학, 내경운기학정해, 의역문답

신민규(申玟圭) 경희대학교 한의과대학 교수(2006～현재)
경희대학교 한의과대학 학장(2006)
경희대학교 한의과대학 생리학교실 주임교수(2000)
대한동의생리병리학회지 편집위원장(2000～현재)
정부출연 한국한의학연구원장(1997)
대한한의학회 이사장(1994)
경희대학교 대학원 박사(1982)
저서 동의생리학, 동의학영문용어사전, 최신생리학,
동의기혈생리학, 의역문답

의역문답 2

– 육경(六經) · 경맥(經脈) – 값 18,000원

2007년 7월 25일 1판 1쇄
2010년 8월 10일 2판 1쇄
2015년 3월 10일 2판 2쇄

지 은 이 김홍기 · 신민규
발 행 인 임 동 규
발 행 처 **집 문 당**
주 소 110-360 서울특별시 종로구 돈화문로 82
등 록 1971. 3. 23. 제300-2012-69호
영 업 부 (02)743-3192～3 팩스(02)742-4657
전자우편 sale@jipmoon.co.kr
편 집 부 (02)743-3096～7 팩스(02)743-0227
전자우편 edit@jipmoon.co.kr
홈페이지 www.jipmoon.co.kr

ISBN 89-303-1327-2

이 도서의 국립중앙도서관 출판시도서목록(CIP)은 e-CIP 홈페이지
(http://www.nl.go.kr/cip.php)에서 이용하실 수 있습니다.(CIP제어번호: CIP2007002075)